T0198708

essentials

essentials liefern aktuelles Wissen in konzentrierter Form. Die Essenz dessen, worauf es als „State-of-the-Art" in der gegenwärtigen Fachdiskussion oder in der Praxis ankommt. *essentials* informieren schnell, unkompliziert und verständlich

- als Einführung in ein aktuelles Thema aus Ihrem Fachgebiet
- als Einstieg in ein für Sie noch unbekanntes Themenfeld
- als Einblick, um zum Thema mitreden zu können

Die Bücher in elektronischer und gedruckter Form bringen das Expertenwissen von Springer-Fachautoren kompakt zur Darstellung. Sie sind besonders für die Nutzung als eBook auf Tablet-PCs, eBook-Readern und Smartphones geeignet. *essentials:* Wissensbausteine aus den Wirtschafts-, Sozial- und Geisteswissenschaften, aus Technik und Naturwissenschaften sowie aus Medizin, Psychologie und Gesundheitsberufen. Von renommierten Autoren aller Springer-Verlagsmarken.

Weitere Bände in der Reihe http://www.springer.com/series/13088

Andreas Leschnik

Therapeutische Diagnosen in Pädiatrie, Kinder- und Jugendpsychiatrie

Grundlagen und Modelle

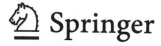 Springer

Andreas Leschnik
Großrosseln, Deutschland

ISSN 2197-6708   ISSN 2197-6716   (electronic)
essentials
ISBN 978-3-658-31121-6   ISBN 978-3-658-31122-3   (eBook)
https://doi.org/10.1007/978-3-658-31122-3

Die Deutsche Nationalbibliothek verzeichnet diese Publikation in der Deutschen Nationalbiblio-
grafie; detaillierte bibliografische Daten sind im Internet über http://dnb.d-nb.de abrufbar.

© Der/die Herausgeber bzw. der/die Autor(en), exklusiv lizenziert durch Springer Fachmedien
Wiesbaden GmbH, ein Teil von Springer Nature 2020
Das Werk einschließlich aller seiner Teile ist urheberrechtlich geschützt. Jede Verwertung, die
nicht ausdrücklich vom Urheberrechtsgesetz zugelassen ist, bedarf der vorherigen Zustimmung
des Verlags. Das gilt insbesondere für Vervielfältigungen, Bearbeitungen, Übersetzungen,
Mikroverfilmungen und die Einspeicherung und Verarbeitung in elektronischen Systemen.
Die Wiedergabe von allgemein beschreibenden Bezeichnungen, Marken, Unternehmensnamen
etc. in diesem Werk bedeutet nicht, dass diese frei durch jedermann benutzt werden dürfen. Die
Berechtigung zur Benutzung unterliegt, auch ohne gesonderten Hinweis hierzu, den Regeln des
Markenrechts. Die Rechte des jeweiligen Zeicheninhabers sind zu beachten.
Der Verlag, die Autoren und die Herausgeber gehen davon aus, dass die Angaben und
Informationen in diesem Werk zum Zeitpunkt der Veröffentlichung vollständig und korrekt
sind. Weder der Verlag, noch die Autoren oder die Herausgeber übernehmen, ausdrücklich oder
implizit, Gewähr für den Inhalt des Werkes, etwaige Fehler oder Äußerungen. Der Verlag bleibt
im Hinblick auf geografische Zuordnungen und Gebietsbezeichnungen in veröffentlichten Karten
und Institutionsadressen neutral.

Planung/Lektorat: Eva-Maria Kania
Springer ist ein Imprint der eingetragenen Gesellschaft Springer Fachmedien Wiesbaden GmbH
und ist ein Teil von Springer Nature.
Die Anschrift der Gesellschaft ist: Abraham-Lincoln-Str. 46, 65189 Wiesbaden, Germany

Was Sie in diesem *essential* finden können

- Ethische Grundlagen zum Erstellen einer Diagnose bei Kindern und Jugendlichen
- Diagnose versus Befund!
- Was ist ein Modell?
- Das Modell: Narratives Interview
- Das Modell: Canadian Occupational Performance Measure (COPM)
- Einführung in die Modelle ICD-10, Multiaxiale Klassifikationsschema, DSM-V, ICF und ICF-CY
- Das Modell: Clinical Reasoning

Inhaltsverzeichnis

Einleitung

1

In Deutschland haben wir zwei Klassifikationsmodelle, um Kinder mit Problemen und Ressourcen ganzheitlich zu erfassen. Zum einen die ICD-10 (International Statistical Classification of Diseases an Related Health Problems 10. Revision) und zum anderen die ICF-CY (International Classification of Functioning, Disability and Health. Children and Youth Version). Zur ICD-10 wird häufig das Multiaxiale Klassifikationsschema für psychische Störungen des Kindes- und Jugendalters benutzt. In der Vergangenheit hat sich aber gezeigt, dass die ICD-10 und die ICF-CY nicht in Kombination miteinander benutzt werden. Somit entsteht automatisch eine nicht vollständige Diagnostik. Beide Klassifikationsmodelle wurden aber so entwickelt, dass sie aufeinander abgestimmt sind und sich somit ergänzen. Allerdings haben diese Modelle keine Leitlinie, wann und wo man sie in einem Prozess zum Erstellen einer therapeutischen Diagnose einsetzt. Dieses Buch soll aufzeigen, welche Modelle man benötigt, um eine therapeutische Diagnose zu erstellen.

In Kap. 2 werden ethisch-moralische Grundsätze hinterfragt, bevor man in eine Diagnostik mit Kindern und Jugendlichen einsteigt. In Kap. 3 wird der Frage nachgegangen, was die Unterschiede zwischen einer Diagnose und einem Befund sind und welche fachlichen Voraussetzungen es benötigt. In Kap. 4 wird kurz erläutert was ein Modell ist. Kap. 5 handelt über den praktischen Einsatz eines narrativen Interviews. Das COPM wird in Kap. 6 erklärt und dient der Zielsetzung und Zielüberprüfung einer therapeutischen Diagnose. Kap. 7, 8, 9 und 10 sind eine Einführung in die Modelle: ICD-10, Multiaxiale Klassifikationsschema für psychische Störungen im Kinder und Jugendalter nach ICD-10, DSM-V und ICF-CY. In Kap. 11 wird ausführlich das Clinical Reasoning mit seinen Formen erläutert.

© Der/die Herausgeber bzw. der/die Autor(en), exklusiv lizenziert durch Springer Fachmedien Wiesbaden GmbH, ein Teil von Springer Nature 2020
A. Leschnik, *Therapeutische Diagnosen in Pädiatrie, Kinder- und Jugendpsychiatrie*, essentials, https://doi.org/10.1007/978-3-658-31122-3_1

Die Ethik befasst sich mit der Moral. D. h. mit Handlungsmustern, -konventionen, -regeln oder -prinzipien bestimmter Individuen, Gruppen oder Kulturen. Unter den verschiedenen Formen der Ethik gehört das Erstellen einer therapeutischen Diagnose zur angewandten Ethik. „Behandle andere so, wie du von ihnen behandelt werden willst," ist die goldene Regel der praktischen Ethik.

Die Medizin und Forschung unterlag in ihrer Geschichte schon immer verschiedenen ethischen Kodices. Leider nicht immer mit den besten humanistischen Zielen (Deutsche Gesellschaft für Pflegewissenschaften 2020). Die Deklaration von Genf (erstmalig 1948) ist letztendlich eine Weiterentwicklung des Hippokratischen Eids (ca. 460 bis 370 v. Chr.). Mit der 68. Generalversammlung am 14.10.2017 (Bundesärztekammer 2017) wurde wie folgt die modernste Fassung des Hippokratischen Eids wie folgt festgelegt:

Das ärztliche Gelöbnis:

1. Als Mitglied der ärztlichen Profession gelobe ich feierlich, mein Leben in den Dienst der Menschlichkeit zu stellen.
2. Die Gesundheit und das Wohlergehen meiner Patientin oder meines Patienten wird mein oberstes Anliegen sein.
3. Ich werde die Autonomie und die Würde meiner Patientin oder meines Patienten respektieren.
4. Ich werde den höchsten Respekt vor menschlichem Leben wahren. Ich werde nicht zulassen, dass Erwägungen von Alter, Krankheit oder Behinderung, Glaube, ethnische Herkunft, Geschlecht, Staatsangehörigkeit, politische Zugehörigkeit, Rasse, sexuelle Orientierung, soziale Stellung oder jegliche andere Faktoren zwischen meine Pflichten und meine Patientin oder meinen Patienten treten.

© Der/die Herausgeber bzw. der/die Autor(en), exklusiv lizenziert durch Springer Fachmedien Wiesbaden GmbH, ein Teil von Springer Nature 2020
A. Leschnik, *Therapeutische Diagnosen in Pädiatrie, Kinder- und Jugendpsychiatrie*, essentials, https://doi.org/10.1007/978-3-658-31122-3_2

5. Ich werde die mir anvertrauten Geheimnisse auch über den Tod der Patientin oder des Patienten hinaus wahren.

6. Ich werde meinen Beruf nach bestem Wissen und Gewissen, mit Würde und im Einklang mit guter medizinischer Praxis ausüben.

7. Ich werde die Ehre und die edlen Traditionen des ärztlichen Berufes fördern.

8. Ich werde meinen Lehrerinnen und Lehrern, meinen Kolleginnen und Kollegen und meinen Schülerinnen und Schülern die ihnen gebührende Achtung und Dankbarkeit erweisen.

9. Ich werde mein medizinisches Wissen zum Wohle der Patientin oder des Patienten und zur Verbesserung der Gesundheitsversorgung teilen.

10. Ich werde auf meine eigene Gesundheit, mein Wohlergehen und meine Fähigkeiten achten, um eine Behandlung auf höchstem Niveau leisten zu können.

11. Ich werde, selbst unter Bedrohung, mein medizinisches Wissen nicht zur Verletzung von Menschenrechten und bürgerlichen Freiheiten anwenden.

12. Ich gelobe dies feierlich, aus freien Stücken und bei meiner Ehre.

Nur Ärzte haben so ein Gelöbnis verankert, alle anderen Medizinalfachberufler haben keinen ethischen Eid, sondern nur ethische Richtlinien. Handeln deshalb Ärzte mit einer höheren Moral als Medizinalfachberufler?

Die Deklaration des Weltärztebundes von Helsinki (1964) hat ethische Grundsätze zur medizinische Forschung am Menschen festgelegt. Diese Grundsätze werden in unregelmäßigen Abständen überarbeitet. Die aktuelle Revision war 2013 (Bundesärztekammer 2013).

Die deutsche Bundesärztekammer hat 1995 eine zentrale Ethikkommission eingerichtet: Sie hat Stellungnahmen unter anderem zur Forschung mit Minderjährigen, zur Weiterverwendung von menschlichen Körpermaterialien, zur Stammzellforschung, zum Schutz nicht-einwilligungsfähiger Personen, zum Schutz persönlicher Daten in der medizinischen Forschung und zu Prioritäten in der medizinischen Versorgung veröffentlicht (Zentrale Ethikkommission 2019).

Beauchamp und Childress beschreiben in ihrem Buch „Principles of Biomedical Ethics" (2012) vier ethisch-moralische Prinzipien, welche im Bereich des heilberuflichen Handelns ethische Orientierung bieten und inzwischen als klassische Prinzipien der Medizinethik gelten. Diese Prinzipien stehen zunächst gleichberechtigt nebeneinander, d. h. im Einzelfall müssen die Prinzipien jeweils konkretisiert und gegeneinander abgewogen werden. Moralische Kontroversen können als Konflikte zwischen den verschiedenen gewichteten Prinzipien dargestellt werden.

1. Respekt vor der Autonomie der Patientin

Das Autonomieprinzip gesteht jeder Person Entscheidungsfreiheit und das Recht auf Förderung der Entscheidungsfähigkeit zu. Es beinhaltet die Forderung des informierten Einverständnisses vor jeder diagnostischen und therapeutischen Maßnahme und die Berücksichtigung der Wünsche, Ziele und Wertvorstellungen des Patienten.

2. Nicht-Schaden

Das Prinzip der Schadensvermeidung fordert, schädliche Eingriffe zu unterlassen. Dies scheint zunächst selbstverständlich, kommt aber bei eingreifenden Therapien häufig in Konflikt mit dem Prinzip der Fürsorge.

3. Fürsorge, Hilfeleistung

Das Prinzip der Fürsorge verpflichtet den Behandler zu aktivem Handeln, dass das Wohl des Patienten fördert und ihm nützt. Das Fürsorgeprinzip steht häufig im Konflikt mit dem Prinzip der Schadensvermeidung. Hier sollte eine sorgfältige Abwägung von Nutzen und Schaden einer Maßnahme unter Einbeziehung der Wünsche, Ziele und Wertvorstellungen des Patienten vorgenommen werden.

4. Gleichheit und Gerechtigkeit

Das Prinzip der Gerechtigkeit fordert eine faire Verteilung von Gesundheitsleistungen. Gleiche Fälle sollten gleich behandelt werden, bei Ungleichbehandlung sollten moralisch relevante Kriterien konkretisiert werden.

Das Erstellen einer therapeutischen Diagnose kann deshalb nur zum Wohle des Kindes durchgeführt werden. Kindeswohl wird als ein Rechtsgut aus dem deutschen Familienrecht bezeichnet, welches das gesamte Wohlergehen eines Kindes oder Jugendlichen als auch seine gesunde Entwicklung umfasst.

Gesetzlich ist dies seit dem Jahr 2000 in § 1631 Abs.2 BGB wie folgt verankert: „Kinder haben ein Recht auf gewaltfreie Erziehung. Körperliche Bestrafungen, seelische Verletzungen, psychische Beeinträchtigungen und andere entwürdigende Maßnahmen sind unzulässig." Damit sind auch leichte Ohrfeigen oder Klapse nicht mehr als „pädagogische Maßnahme" vertretbar oder als Bagatelldelikte abzutun" (Köhler 2019).

Das Kindeswohl beinhaltet auch das Bedürfnis der Minderjährigen, soziale Kontakte pflegen zu können. Insbesondere gilt es als Kindeswohlgefährdung,

wenn der Kontakt zu wichtigen Bezugspersonen (beispielsweise nicht sorge-
berechtigter Elternteil, Großeltern oder Geschwister) durch die Sorgeberechtigten
verhindert wird. Siehe hierzu als Rechtsgrundlage § 1685 BGB (Köhler 2019).
   Eine gedeihliche Entwicklung der kognitiven, intellektuellen Fähigkeiten
des Kindes, die für die Aneignung von Bildung erforderlich sind, werden in der
deutschen Rechtsprechung oder auch von Jugendämtern in Deutschland nicht als
Bestandteil des Kindeswohls angesehen.

Kriterien des Kindeswohls
Wichtige Kriterien des Kindeswohls sind:

1. Bindungsprinzip (Familie)
2. Förderungsprinzip I: Pflege, Betreuung, Versorgung
3. Förderungsprinzip II: Erziehung
4. Kontinuitätsprinzip

Der Bindungsbegriff innerhalb der Kindeswohl-Kriterien:

- Die Kontinuität und Stabilität des Erziehungsverhältnisses.
- Die Bindungen des Kindes an seine Eltern und Geschwister – hier wird nach
  der Bindungsqualität und -intensität gefragt.
- Die Haltung der Eltern und des Kindes zur Gestaltung der Eltern-Kind-
  Beziehungen nach der elterlichen Trennung.
- Der Wille des Kindes als Ausdruck seiner Selbstbestimmung und Ausdruck
  seiner Verbundenheit zum Elternteil oder beiden Eltern.

Den psychologischen Definition zufolge ist das Kindeswohl gewährleistet, wenn
das Kind in Beziehungen und einem Lebensraum aufwachsen kann, die eine
körperliche, emotionale und kognitive Entwicklung ermöglichen, welche das
Kind dazu befähigt schließlich in Einklang mit den gegebenen Rechtsnormen
und gesellschaftlichen Grundwerten für sein eigenes Wohlergehen zu sorgen. Die
sichere Bindung wird vor der unsicher-ambivalenten/unsicher-vermeidenden und
der desorientiert/desorganisierten Bindung als für das Kindeswohl am günstigsten
betrachtet.
   Diagnostik und Begutachtung
   Zur Diagnose auf das Vorliegen einer Kindeswohlgefährdung gibt es verschiedene standardisierte Fragebögen. Wichtig bei solchen Formen der Diagnose-
erstellung ist die Gefahr der bewussten oder nicht-bewussten Verfälschung

der Fragenbeantwortung, sodass die erwähnten Verfahren z. T. unterschiedlich komplexe Validitätsskalen beinhalten, die Verfälschungen im Antwortverhalten aufdecken sollen. Zur Feststellung oder zum Ausschluss einer Gefährdung sollte aber in keinem Fall ausschließlich auf Testergebnisse zurückgegriffen werden. Die Hinzunahme weiterer Informationsquellen, wie z. B. die Jugendamts- und Patientenakte, Anamnesegespräche oder der Einsatz weiterer psychometrischer Verfahren ist in jedem Fall geboten.

Diagnose versus Befund

Bevor wir nun in die Modelle eintauchen, die benötigt werden um eine therapeutische Diagnose zu erstellen, geht es darum, zwei Fragen nachzugehen: „Dürfen nur Ärzte Diagnosen stellen und gehört der Begriff Befund den Therapeuten zugeordnet?"

Die Diagnose (griechisch/französisch = unterscheidende Beurteilung), setzt genaue Untersuchungen und Beurteilungen von Krankheiten voraus. Die nach klassischen Verfahren wie z. B. Inspektion, Palpation, Perkussion oder aber auf technische Hilfsmittel wie z. B. der Sonografie, Endoskopie, Computertomografie oder Kernspintomografie zurückgreift.

In einem Befund (Feststellung) werden dagegen Ressourcen und Fähigkeiten sowie Problemstellungen und Defizite in Beziehung zueinander gebracht. Eveslage (2006) definiert eine medizinische Diagnose wie folgt: „…medizinische Diagnosen bezeichnen Krankheiten oder Organstörungen, die keinen Bezug zur Umwelt oder zur sozialen Gemeinschaft herstellen. Bis diese Krankheit geheilt ist, bleiben die Diagnosen gleich…" Rein rechtlich gesehen, fallen die Diagnosen in den Zuständigkeitsbereich der Ärzte. Deshalb müssen die Ärzte auf die Klassifikationen der ICD-10 zurückgreifen.

Die Medizinalfachberufler sollten sich eher nach dem Klassifikationsschema der ICF-CY richten. Die eben nicht mehr von einem bio-medizinischen Krankheitsmodell ausgeht, sondern von einem ganzheitlich orientierten bio-psycho-sozialen Gesundheitsmodell.

Diagnose und Befunde konkurrieren somit nicht miteinander, sondern ergänzen sich. Nur die Kombination aus Diagnose und Befund, sprich der Kombination aus ICD-10 und ICF-CY bringen ein ganzheitliches Bild über den

© Der/die Herausgeber bzw. der/die Autor(en), exklusiv lizenziert durch Springer Fachmedien Wiesbaden GmbH, ein Teil von Springer Nature 2020 A. Leschnik, *Therapeutische Diagnosen in Pädiatrie, Kinder- und Jugendpsychiatrie*, essentials, https://doi.org/10.1007/978-3-658-31122-3_3

Patienten. Nur durch das zusammenfügen der beiden Klassifikationssysteme und somit aller relevanter Daten, ist gewährleistet, dass dem Patienten die optimale Behandlung zu Gute kommt.

Realität

Die ICD-10 und die ICF-CY sind komplementär und sollten gemeinsam in Kombination genutzt werden. In der Realität sieht das aber anders aus. Nach einer Studie von Kottmann (2010) gaben 92 % der Therapeuten an, dass ihnen die ICF bekannt sei. Nur 55 % haben hierzu eine Schulung erhalten. Trotzdem benutzen zwei Drittel der befragten Therapeuten Teile aus der ICF um Befunde zu erstellen, obwohl dreiviertel der Auffassung sind, dass die Einschätzung zu ungenau sei. Die Zahlen sprechen, was die Qualifikation der Therapeuten und das Wissen über die ICF ist, für sich selbst. Man könnte diese Studie jetzt noch auf weitere Ambivalenzen hin prüfen. Doch eins scheint hier recht klar zu werden. Es wird in den Fachausbildungen zu wenig auf die Klassifikationsschemata eingegangen, die Fachliteratur auf dem Markt ist zu unklar oder zu theoretisch abstrakt und den meisten Diagnostikern ist nicht bewusst, dass nur eine adäquate Diagnose in Kombination aus ICD-10 und ICF-CY entstehen kann. Eine Zeitlang galt der Leitsatz: Diagnosen dürfen nur von Ärzten gestellt werden, s. g. Medizinalfachberufler seien nur berechtigt einen Befund zu erstellen. Das ist richtig! Diagnosen dürfen rechtlich gesehen nur von Ärzten gestellt werden. Allerdings bringt hier der Wandel der Zeit eine Änderung mit sich. Mittlerweile können die Medizinalfachberufe nach ihrer Ausbildung studieren und ihren Bachelor und später den Master erwerben, zum größten Teil an privaten Hochschulen die staatlich anerkannt sind. Wir sind in Europa leider das Schlusslicht was das staatliche Studium für Medizinalfachberufler anbelangt. Nachdem nun auch die Bundesregierung gemerkt hat, dass es nicht sonderlich gut aussieht das Schlusslicht in Europa zu sein, hat sie kurzer Hand die Modellklausel (Bundesgesetzblatt 2009) ins Leben gerufen. Hier können sich nun Fachschulen akkreditieren lassen und ein erweitertes Studium anbieten. Clever gelöst vom Staat. Warum sollte der Staat ein gut funktionierendes privates System in ein staatliches umändern. Im Schuljahrgang 2018/2019 befanden sich alleine 21.222 Physiotherapeuten (Physio-Deutschland 2020) in ihrer Ausbildung und die wenigsten davon haben diese an einer staatlichen Schule gemacht, sondern waren auf Privatschulen. Was wäre, wenn die nun alle staatlich studieren würden? Zum einen muss der Staat dann die Ausbildung finanzieren und zum anderen kann dann ein großer Teil der privaten Fachschulen schließen. Das möchte doch keiner und es wird so kommen, dass die Regierung zu dem Schluss kommt, dass es ein duales Ausbildungssystem mit privaten Fach- und Hochschulen als Basis bleibt.

Dass dies nicht gerade für hohe Qualität spricht, ist wohl nicht von der Hand zu weisen, denn unter den paar Richtlinien, woran sich die privaten Fach- und Hochschulen halten müssen, kocht so jeder sein Süppchen. Da muss man sich dann die Frage stellen, wie wir ein einheitliches Ausbildungssystem mit guten Qualitätsstandards hinbekommen wollen. Zum anderen scheint bei einigen Berufsgruppen das Bild zu entstehen, dass sie nach dem Studium nun auch diagnostizieren dürfen. Das ist ein Trugschluss. Rechtlich gesehen darf es nur der Arzt. Solange sich die Gesetzgebung hierzu nicht ändert, bleibt es erst einmal so. Ob das sinnvoll erscheint oder nicht. Das ist eine andere Frage. Für das Erstellen einer Diagnose bedarf es nämlich einer Vorrausetzung und zwar den Direktzugang zum Patienten. Dieser ist aber zur Zeit für Medizinalfachberufler mit und ohne Studium in Deutschland nicht möglich. Nur eine Änderung auf berufspolitischer-, gesetzlicher-, ökonomischer und fachlicher Ebene würde einen Direktzugang möglich machen. Und somit den Weg für das Erstellen einer Diagnose für studierte Medizinalfachberufler eröffnen.

Anbei eine Auflistung welche Berufsgruppe den Direktzugang zum Patienten in Europa hat (Tab. 3.1):

In den USA haben nur Michigan, Indiana und Oklahoma keinen Direktzugang zum Patienten.

Ärzte sind an das HeilprakG von 1939 gebunden (Bundesamt für Justiz 2016). Die letzte Änderung war am 23.12.2016 und trat am 01.01.2017 in Kraft. Diese

Tab. 3.1 Direktzugang am Patienten in Europa. (Eigene Darstellung an Anlehnung n. Weeber 2017)

Physiotherapie	Ergotherapie	Logopädie
Dänemark	Irland	Belgien
Estland		Irland
Finnland		
Frankreich		
Großbritannien		
Irland		
Niederlande		
Norwegen		
Serbien-Montenegro		
Slowenien		
Spanien		
Schweden		

regelt den Direktzugang am Patienten und hemmt die Entfaltung der Autonomie der Medizinalfachberufler. Das dies wohl ein wenig veraltet ist und aus
einer Zeit stammt die etisch-moralisch äußerst fragwürdig war, scheint irgendwie überhaupt nicht zur Debatte zu stehen. Man muss sich also nicht wundern,
dass Ärzte aus abrechnungstechnischen Gründen schnell eine Diagnose auf
Papier schreiben, die oftmals die Tinte mit der sie geschrieben wird nicht wert
ist. Damit möchte ich nicht die fachliche Kompetenz der Ärzte an sich infrage
stellen, sondern nur den Umgang mit der Diagnosestellung. Vor allem dann,
wenn qualifizierte akademische Medizinalfachberufler mit dem neusten Wissensstand hierzu sehr viel beitragen könnten. Am Ende sollte eine medizinische und
therapeutische Indikation stehen. Wir sollten uns entfernen auf das Fixieren von
Diagnosen und Befunde. Solange es aber Berufsvertreter gibt, die fürchten aus
ihrer Position verdrängt zu werden, können Veränderungen blockiert werden.
Dabei vergessen Lobbyisten eins: „Nur zum Wohle des Patienten!" Denn nicht
jeder Arzt oder Medizinalfachberufler ist auf dem neusten Wissensstand und
auch nicht einer alleine kann alle Krankheiten und Funktionsstörungen erfassen.
Ein Studium ändert noch lange nicht die ethisch-moralischen Sichtweisen einer
Diagnosestellung und es bleibt abzuwarten, ob die Medizinalfachberufler den
Brückenschlag zwischen wissenschaftlichem Arbeiten und humanistischen Sichtweisen hinbekommen. Deshalb ist jeder Patientenkontakt immer ein Multigrade
Reasoning.

Modelle

4

Wissenschaftstheorie

In der Methodologie und Wissenschaftstheorie wird zwischen Modellen unterschieden, die zur Erklärung von bekannten Sachverhalten oder Objekten dienen und solchen, die auf einer hypothetischen Annahme. Erklärende Modelle sind häufig Skalenmodelle, die einen maßstäblichen Bezug zur Wirklichkeit haben. Demgegenüber stehen Analogiemodelle, die die Strukturähnlichkeit der abgebildeten Wirklichkeit erzeugen sollen. Eine weitere Unterscheidung ist, ob Modelle beschreibend deskriptiv oder präskriptiv sind.

Dem Modell kommt im wissenschaftlichen Erkenntnisprozess eine große Bedeutung zu. Unter bestimmten Bedingungen und Zwecksetzungen besitzen Modelle bei der Untersuchung realer Gegenstände und Prozesse in unterschiedlichen Wirklichkeitsbereichen und beim Aufbau wissenschaftlicher Theorien eine wichtige Erkenntnisfunktion. So dienen sie u. a. dazu, komplexe Sachverhalte zu vereinfachen bzw. unserer Anschauung zugänglich zu machen. Modelle können Repräsentationen der Realität abbilden oder sie können nur theoretische Konstruktionen sein. Wichtig ist das es sich immer um ein Abbild handelt und die Wirklichkeit nicht in ihrem Detailgrad genau darstellt. Modelle bilden die Grundlage für:

- Evidenzbasierte Arbeit
- Vergleichbarkeit
- Qualitätsmanagement
- Klientenzentriertheit
- Kosteneffizienz
- Grundlage für Assessmententwicklung
- Veränderung von Sichtweise

© Der/die Herausgeber bzw. der/die Autor(en), exklusiv lizenziert durch Springer Fachmedien Wiesbaden GmbH, ein Teil von Springer Nature 2020
A. Leschnik, *Therapeutische Diagnosen in Pädiatrie, Kinder- und Jugendpsychiatrie*, essentials, https://doi.org/10.1007/978-3-658-31122-3_4

Aufgrund dessen sollte bei der Erstellung einer therapeutischen Diagnose niemals nur ein Modell benutzt werden, sondern immer aus einer Vielzahl von Modellen. Denn damit ist gewähreistet, dass ein möglichst genaues Lebens- und Leidens-konstrukt der Realität des Kindes oder Jugendlichen entsteht.

Narrative Interview

5

Definition

Das narrative Interview wird vorwiegend in der Soziologie und in den Erziehungswissenschaften eingesetzt.

Theoretischer Kontext

Gesellschaft wird von Individuen durch Interaktionen hervorgebracht und verändert. Das narrative Interview wurde als Instrument entwickelt, um elementare Strukturen der Verständigung zu erheben. Es wird davon ausgegangen, dass wenn die Geschichte erzählt wird, die Reproduktion der kognitiven Aufbereitung des Ereignisablaufs am nächsten kommt. Sinn und Zweck des Erzählens ist es, einen nähern Bezug zu sich oder dem Ereignis herzustellen. Im Gegensatz zu dem steht hier z. B. das Beschreiben oder das Argumentieren, welches eine Distanz zum Ereignis hat.

Vorrausetzung für den Empfänger

Ein aufmerksamer Zuhörer ist nötig. Er sollte den Sachverhalt noch nicht kennen. Für ihn wird die Geschichte erzählt und aufgrund seiner Anwesenheit entfalten sich die Steuerungsmechanismen.

Zugänge des Erzählens

a. Detaillierungszwang
b. Gestaltschließungszwang
c. Relevanzfestlegungs- und Kondensierungszwang

© Der/die Herausgeber bzw. der/die Autor(en), exklusiv lizenziert durch Springer Fachmedien Wiesbaden GmbH, ein Teil von Springer Nature 2020
A. Leschnik, *Therapeutische Diagnosen in Pädiatrie, Kinder- und Jugendpsychiatrie*, essentials, https://doi.org/10.1007/978-3-658-31122-3_5

a. Detailierungszwang

Diesen Zugzwang kennen wir aus dem Alltagsleben: Wir erzählen einen
Zusammenhang und merken dabei, dass unser Gegenüber uns nicht folgen kann,
weil er bestimmte Hintergrundinformationen nicht hat.

Beispiel
Wenn ein Patient erzählt, dass es ihm in einer gewissen Phase seines Lebens
nicht gut ging, ist er in gewisser Weise „genötigt" zu erklären womit das
zusammenhing. Sprich: Er geht ins Detail.

b. Gestaltschließungszwang

Eine Geschichte will immer zum Ende gebracht werden. Eine Geschichte hat
immer einen Anfang, einen Höhepunkt, evtl. einen komplizierten oder ver-
zögerten Verlauf und schließlich ein Ende.

Beispiel
„…Lass mich doch mal zu Ende erzählen…!"
  „…Ja, und so ging es dann weiter…!"
  „…Und…. was ich noch erzählen wollte…!"
  „Wenn ein Patient seine Geschichte zu Ende erzählen kann, schließt er damit
die Gestalt. Nämlich die Gestalt des Krankheitsverlaufs!"

c. Relevanzfestlegungs- und Kondensierungszwang

Bei Erzählungen haben wir nicht beliebig viel Zeit. Auch ist nicht jedes Detail
der Geschichte gleich wichtig. Deshalb müssen wir aus dem Stoff eine Auswahl
treffen.

Geschichten
Geschichten haben immer eine „Tönung"! Es sind lustige oder ernste
Geschichten. Es sind „Heldengeschichten" oder traurige Geschichten. Das heißt
dass jede Geschichte eine **Moral** enthält. Auch die Geschichte einer Krankheit.

Autobiografische Wiedergabe
Das narrative Interview ist das optimalste Instrument um eine Erzählung zu
generieren. Voraussetzung dafür ist, dass autobiografische Geschichten selber
erzählt werden.

Prozesse erzählen

Erzählen lassen sich nur Prozesse, nicht Zustände, Haltungen, Ansichten oder Theorien. Es ist ausgesprochen wichtig, sich das deutlich vor Augen zu führen und nicht in alltagssprachliches, unsauberes Verständnis des Erzählens zu verfallen, im Sinne von: „...Erzählen Sie doch mal, was Sie davon halten...!"

Nicht geeignet

Insofern ist das narrative Interview dort nicht geeignet, wo man Dinge beschreiben oder über sie abstrakt oder hypothetisch reflektieren, einschätzen oder beurteilen soll. Man kann die Geschichte einer Krankheit erzählen, aber nicht das Gesundheitsverhalten einer Person, dies lässt sich nur beschreiben.

Auswahl der Interviewpartner

a. Lebensalter
b. Kulturrelativität
c. Stegreifcharakters

Zu a. Lebensalter

Ab dem 15. Lj. kann ein narratives Interview erfolgreich geführt werden. Vorher erhält man kleinere Episoden, die zeitlich begrenzt sind.

Zu b. Kulturrelativität

Charakteristische Differenzierungen müssen beachtet werden. Diese sind meistens auf Unterschiede der Basisregeln der Kommunikation zurückzuführen.

Zu c. Stegreifcharakters

Hin- und wieder trifft man auf „professionelle" Erzähler. Dies sind oft Patienten, die in Psychotherapien, Selbsthilfegruppen oder religiösen Gruppen ihr Leben oft erzählen und reflektieren. Hier handelt es sich nicht um Stegreiferzählungen, sondern um lebensgeschichtliche Erzählungen, die in ähnlicher Form schon mehrmals erzählt wurden und vielfach theoretisch überformt wurden. Diese Gefahr besteht auch häufig bei chronisch kranken Patienten. Ein weiteres Problem auf welches man stoßen kann ist, dass einem die Person die man interviewt zu vertraut ist und man lebensgeschichtliche Selbstverständlichkeiten teilt und diese vergisst aufzuschreiben.

Ablaufschemata

Das narrative Interview folgt einem bestimmten Ablaufschema, bei dem die Generierung einer narrativen Eingangserzählung die wichtigste Rolle zukommt. Immanente und exmanente Nachfragen sind dem nachgeordnet, haben im narrativen Interview ihren legitimen Ort. Dadurch finden auch thematische Forschungsinteressen ihren Platz im Rahmen des Interviews. Das Interview beginnt mit einem Vorgespräch. Indem sich die Interviewpartner bekannt machen. Es reicht zu sagen, dass man sich im ersten Teil des Interviews zurück hält und erst später Fragen stellen wird. Das Interview beginnt mit einer allgemein gehaltenen Frage, dem s. g. Erzählstimulus.

„Ich möchte Sie bitten, mir zu erzählen warum Sie/Ihr Kind Therapie bekommen soll. Erzählen Sie dabei ruhig ausführlich alle Ereignisse, die dazugehören. Wenn es eine Krankheitsvorgeschichte gibt, erzählen Sie mir diese auch."

Der Interviewer bleibt in dieser Phase als aufmerksamer Zuhörer. Er dokumentiert und signalisiert Interesse (durch Nicken, freundliches anlächeln oder Aufmerksamkeitsmarkierer wie „ok"). Die Aufgabe des Interviewers besteht vor allem darin, eine narrative Erzählung in Gang zu setzen und in Gang zu halten. Dies erfordert die Herstellung einer Vertrauenssituation, aber auch das Einhalten einer gewissen Disziplin und hohe Aufmerksamkeit während des Interviews. Sollten theoretische Erörterungen „uferlos" werden und der Interviewpartner nicht mehr zum krankheitsanamnestischen Erzählens zurückkehren, sollte der Interviewer hier korrigierend eingreifen.

„Evtl. können wir später noch einmal auf diese Details zurückkehren!"

Manchmal passiert es das der Interviewpartner über eine Phase der Krankheit zu rasch erzählt, sie aber trotzdem interessiert sind Näheres zu hören.

„Auch wenn Ihnen diese Phase als nichts Besonderes vorkommt, würde es mich doch interessieren, darüber ein bisschen mehr zu erfahren."

An der ersten Phase schließt sich ein Nachfrageteil an. Das Nachfragen sollte dort anschließen, was bereits in dem Interview angedeutet wurde.

„Sie haben erzählt, dass sich Ihr Kind mit 4 Jahren das Handgelenk gebrochen hat, hierzu hätte ich noch ein paar Fragen…"

Die dritte Phase ist das exmanente Fragen. Diese dient der Theoretisierung und Beschreibung des Krankheitsbildes und ob die erzählten Daten auf dieses Krankheitsbild zutreffen könnten und ob noch andere Krankheitsbilder vorhanden sind oder vorhanden sein könnten die evtl. zur Ursache der Krankheit führten oder parallel dazu liegen.

Prinzipien der Durchführung

Es ist wichtig eine vertrauensvolle Atmosphäre zu schaffen. Daher ist das Begrüßungsritual eine wichtige Funktion. Während des Interviews besteht die vorrangige Aufgabe des Interviewers darin, die Erzählung in Gang zu halten. Während des Erzählens sollte der Interviewer sich Notizen machen. Zum einen um den Redefluss des Interviewpartners nicht zu unterbrechen. Zum anderen um Zusammenhänge die einem nicht klar geworden sind in den weiteren Phasen nachzufragen. Ein Interviewer der Aufmerksamkeit signalisiert, obwohl er nicht versteht, wovon die Rede ist, ist ebenso wenig förderlich wie einer, der ständig nachfragt. Sollten der Interviewer trotzdem den Interviewpartner unterbrechen, kann folgender Satz sinnvoll sein: „...Entschuldigen Sie, ich hatte Sie unterbrochen. Sie waren gerade dabei zu erzählen...“

Canadian Occupational Performance Measure

6

Ende der 1980er-Jahre verfolgten das kanadische Department of National Health and Welfare und die Canadian Association of Occupational Therapists die Ziele, dass Ergotherapeuten mit nur einem Instrument die klientenzentrierte Praxis umsetzen, Therapieresultate aus Klientensicht erfassen sowie die Qualität der Behandlung sichern können. Daraus entstand das Canadian Occupational Performance Measure (Kanadische Modell zur professionellen Leistungserhebung kurz COPM). Die erste englischsprachige Version des COPM erschien 1991, auf Deutsch ist es seit 1998 erhältlich. Seit seiner Erstveröffentlichung wurde es in 20 Sprachen übersetzt und wird bislang in etwa 35 Ländern angewendet (George 2012 und Babtiste et al. 2020).

Das kanadische Modell als theoretische Grundlage
Das Canadian Model of Occupational Performance (CMOP) sowie die Guidelines for Client-Centred Practice bilden den theoretischen Hintergrund des Instruments. Das Modell stellt den Zusammenhang und die Interaktion zwischen Person, Umwelt und Betätigung her. Betätigungen finden hier in den drei Bereichen Selbstversorgung, Produktivität und Freizeit statt. Ein besonderes Augenmerk liegt auf der Performanz, also Handlungsausführung, welche eine Person subjektiv erfährt und welche durch affektive, kognitive und physische Fertigkeiten, die Umwelt und Rollen beeinflusst wird (George 2012 und Babtiste et al. 2020).

Zu Beginn der Therapie und zur weiteren Evaluation einsetzen
Ergotherapeuten können anhand des COPM gemeinsam mit dem Klienten Therapieziele leichter formulieren und an seinen Bedürfnissen ausrichten sowie das Therapieergebnis dokumentieren. Daher sollten sie das Instrument zu Beginn und in angemessenen Abständen im weiteren Behandlungsverlauf einsetzen. Man wendet das COPM in Form eines halbstrukturierten Interviews an und fordert

© Der/die Herausgeber bzw. der/die Autor(en), exklusiv lizenziert durch Springer Fachmedien Wiesbaden GmbH, ein Teil von Springer Nature 2020
A. Leschnik, *Therapeutische Diagnosen in Pädiatrie, Kinder- und Jugendpsychiatrie*, essentials, https://doi.org/10.1007/978-3-658-31122-3_6

den Klienten auf, seinen Tagesablauf zu schildern. Dabei stehen seine Bedürfnisse, seine Wünsche und seine Selbsteinschätzung im Vordergrund. Das Interview dauert etwa 30 min und erfolgt in vier Schritten. Als Erstes erfragt der
Ergotherapeut die Handlungsbedürfnisse des Klienten in den Bereichen Selbstversorgung, Produktivität und Freizeit. Anschließend stuft er auf einer Skala
von 1 bis 10 ein, wie wichtig ihm diese Handlungen sind. Danach bewertet er
auf derselben Skala, wie er die Aktivität ausführt und wie zufrieden er damit
ist. Im weiteren Behandlungsverlauf oder auch am Ende der Therapie kann der
Therapeut das COPM erneut durchführen, um eine veränderte Performanz oder
Zufriedenheit zu erfassen (George 2012 und Babtiste et al. 2020).

Schritt 1: Handlungsbedürfnisse und Probleme erkennen
Sam (7) leidet unter ADHS und seine Mutter kommt nun zum ersten Mal in
die Ergotherapie. Um seine Handlungsbedürfnisse feststellen zu können und
seine Probleme zu identifizieren, geht der Therapeut klientenzentriert vor und
befragt sie zu seinem Alltag. Die Mutter soll sich dafür einen typischen Tagesablauf vor Augen halten. Sie erklärt, dass ihm vor allem das selbstständige
Arbeiten noch Probleme bereite. Außerdem könne er sich schlecht in der Schule
konzentrieren. Ordnung würde sie sehr bei Ihrem Sohn vermissen. Der Therapeut
notiert die Aktivitäten, welche der Sohn noch nicht zu ihrer Zufriedenheit ausüben kann, verbessern möchte oder die eine Adaption der Umwelt erfordern.
Die drei Handlungsbereiche (siehe Tab. 6.1) und ihre Unterpunkte unterstützen
den Therapeuten zwar während des Gesprächs, sollten den Verlauf jedoch
nicht steuern. Vielmehr sollte die Mutter die Richtung angeben. Erscheinen ihr

Tab. 6.1   Handlungsbereiche im COPM

Handlungsbereich	Unterteilung
Selbstversorgung	Körperliche Versorgung
	Motorik, Wahrnehmung, Konzentration
	Regelung persönlicher Angelegenheiten
Produktivität	Leistungsstand
	Haushaltsführung
	Spiel, Schule
Freizeit	Ruhige Erholung
	Aktive Freizeit
	Soziales Leben

manche Bereiche nicht wichtig oder erwähnenswert, dann muss der Therapeut nicht jeden Themenbereich ansprechen – schließlich soll das COPM die Sichtweise der Mutter wiedergeben. Nach diesem ersten Schritt verfügt der Therapeut über ein umfassendes Bild der für den Klienten vordergründigen Performanzbereiche (George 2012 und Babtiste et al. 2020).

Schritt 2: Handlungsbedürfnisse priorisieren

Nachdem die Mutter die Handlungsbedürfnisse ihres Sohnes identifiziert hat, stuft sie diese anhand einer Skala von 1 bis 10 nach ihrer Wichtigkeit ein. Wert 1 entspricht dabei einer geringen, Wert 10 einer hohen Relevanz. Diese Daten dokumentiert der Therapeut auf dem COPM-Bogen. Dadurch erhält er einen guten Überblick über die Prioritäten der Mutter. Diese wählt nun bis zu fünf Probleme aus, die für sie am dringendsten oder wichtigsten sind. Der Therapeut hält die ausgesuchten Handlungsbedürfnisse fest und nutzt sie als Grundlage für das Formulieren der erwünschten Behandlungsergebnisse (George 2012 und Babtiste et al. 2020).

Schritt 3: Performanz und Zufriedenheit einschätzen

Anhand der 10-Punkte-Skala stuft die Mutter ein, wie die Performanz aktuell gelingt. Wert 1 bedeutet, die Handlungsausführung ist gut. Wert 10 heißt, sie ist überhaupt nicht gut. Außerdem bewertet sie anhand derselben Skala, wie zufrieden sie mit der Ausführung der Therapie ist. Je höher der Wert, desto zufriedener ist sie. Der Therapeut dokumentiert alle Daten und erhält einen Gesamtwert für die Performanz, indem die gewünschten Ziele von den erreichten Zielen subtrahiert. Je kleiner die Differenz desto höher ist die Zufriedenheit der Mutter. Die Ergebnisse dienen als Vergleichsdaten, wenn der Therapeut das COPM erneut anwendet. Zudem kann man anhand der Vergleichsdaten die Effektivität einer Therapie aufzeigen, die Qualität sichern sowie wissenschaftlich fundiert arbeiten (George 2012 und Babtiste et al. 2020).

Schritt 4: Evaluation

Der Zeitpunkt einer erneuten Befunderhebung ist nicht vorgegeben, sondern hängt vom Therapeuten und Klienten ab. Hierbei bewertet der Klient seine Handlungsausführung und die Zufriedenheit erneut. Auf diese Weise kann der Ergotherapeut eine veränderte Performanz sowie eine veränderte Zufriedenheit feststellen. Der Vergleich zu den ersten Daten wird durch das Einstufen des Klienten anhand von Zahlen messbar (George 2012 und Babtiste et al. 2020).

Wissenschaftlich geprüft und für gut befunden

Das COPM ist ein standardisiertes Messinstrument. Genaue Anweisungen findet man anhand von Beispielen im Handbuch. Forscher überprüften seine Zuverlässigkeit bereits in mehreren Studien. Daraus ergaben sich sehr gute Test-/Retest-Reliabilitätswerte von über 0,80. Ebenso existieren mehrere Studien zur Gültigkeit. Forscher beurteilten Inhalts-, Kriteriums- und Konstruktvalidität des COPM als positiv. Die Praktikabilität des Assessments konnten sie anhand mehrerer Studien belegen. Weitere Arbeiten zeigen, dass das COPM für Veränderungen sensitiv ist und Betätigungsaspekte transparent machen kann (George 2012 und Babtiste et al. 2020).

Eingeschränkt anwendbar

Laut Literatur kann man das COPM bei Klienten in allen Entwicklungsstadien, mit allen Fähigkeitsstörungen und diagnosenunabhängig anwenden. Doch die Klienten benötigen unbedingt verbale und kognitive Fertigkeiten, um ihre Handlungsprobleme oder Veränderungswünsche mitzuteilen. Sind sie in diesen Bereichen stark eingeschränkt oder können aufgrund kultureller Unterschiede keine Mitverantwortung im Therapieprozess übernehmen, ist das Instrument erschwert einsetzbar. Der Therapeut muss seinen Einsatz sehr differenziert und auf den Einzelfall bezogen abwägen, vor allem bei Klienten, die sich in einer akuten psychiatrischen Phase befinden, an Aphasie oder an Demenz leiden sowie bei Kindern unter acht Jahren. Es ist allerdings möglich, das COPM mit einem Stellvertreter durchzuführen (George 2012 und Babtiste et al. 2020).

Den Klienten aktiv einbeziehen

Das COPM bezieht den Klienten aktiv in den therapeutischen Prozess ein und unterstützt die Ansicht, dass er für seine Gesundheit selbst verantwortlich ist. Es identifiziert seine Handlungsbedürfnisse, setzt den Schwerpunkt auf sein persönliches Umfeld und verfolgt damit das Top-down-Prinzip. Kurz gesagt: Das COPM ist ein betätigungsorientiertes und klientenzentriertes Assessment, das sich für die Befunderhebung, Therapieplanung sowie Qualitätssicherung eignet (George 2012 und Babtiste et al. 2020).

Die International Statistical Classification of Diseases and Related Health Problems 10. Revision (Internationale statistische Klassifikation der Krankheiten und verwandter Gesundheitsprobleme 10. Revision) kurz ICD-10-WHO hat eine eingreifende Vorgehensweise. Die ICD-10 versucht Begriffe für Krankheiten zu bilden, aber auch den Grund für Probleme heraus zu kristallisieren. Sie dient der Einteilung in Diagnosen und soll eine Therapieidee entwickeln (DIMDI 2010).

Die ICD-10 GM (German Modification) enthält 70.000 fertig verschlüsselte Diagnosen. Sie diagnostiziert primär nach der Ätiologie. In der ambulanten vertragsärztlichen Versorgung ist die zweistellige Verschlüsselung nicht erlaubt. Falsch wäre z. B. F90 (Hyperkinetische Störungen), richtig dagegen wäre F90.0 (einfache Aktivitäts- und Aufmerksamkeitsstörung). In der stationären Versorgung ist grundsätzlich die komplette Schlüsselnummer (vierstellige ausführliche Symptomatik) anzugeben. Zu den Schlüsselnummern können für den stationären und ambulanten Bereich s. g. Zusatzkennzeichen für die Seitenlokalisation hinzugefügt werden: R (rechts), L (Links) und B (beidseitig). Im ambulanten Bereich gibt es noch eine Regelung für Zusatzkennzeichen, sie stellt sich wie folgt dar (DIMDI 2010):

V   Verdachtsdiagnose auszuschließende bzw. auszuschließende Diagnose
Z   (Symptomloser Zustand) nach der betreffenden Diagnose
A   Ausgeschlossene Diagnose
G   Gesicherte Diagnose (auch anzugeben, wenn A, Z oder V nicht zutreffen)

Insgesamt ist die vierstellige ausführliche Symptomatik in 22 Kapiteln (römischer Kennzeichnung) nummeriert. Wobei jedes Kapitel immer Einschluss- (Inkl.) und Ausschlusskriterien (Exkl.) für diese Krankheiten hat. Die einzelnen Kapitel gliedern sich in Gruppen die mit Buchstaben und Nummern versehen sind. So

© Der/die Herausgeber bzw. der/die Autor(en), exklusiv lizenziert durch Springer Fachmedien Wiesbaden GmbH, ein Teil von Springer Nature 2020
A. Leschnik, *Therapeutische Diagnosen in der Kinder- und Jugendpsychiatrie*, essentials, https://doi.org/10.1007/978-3-658-31121-6_7

fängt Kapitel I (Bestimmte infektiöse und parasitäre Krankheiten A00-B99) mit der Gruppe A00-A09 (Infektiöse Darmkrankheiten) an wechselt dann in die zweite Gruppe A15-A19 (Tuberkulose) und endet dann mit der Gruppe B99 (Sonstige Infektionskrankheiten). Wie schon erwähnt hat das erste Kapitel Gruppen von A00-B99. Im zweiten Kapitel (Neubildungen) werden in alphabetischer Reihenfolge die Gruppen weitergebildet, d. h. hier von C00-D48. Kap. XXI endet mit den Gruppen Z00-Z99 (DIMDI 2010).

Wobei Kap. 21 und 22 Besonderheiten sind, auf die gleich noch einmal eingegangen wird.

In der ICD-10 GM befinden sich einige optionale Schlüsselnummern, z. B. sind einige Schlüsselnummern mit Ausrufekennzeichen versehen. Solche Schlüsselnummern dürfen nur zusätzlich zu einer nicht darauf markierten Schlüsselnummer benutzt werden. Bsp. S.41.87! (Weichteilschaden I. Grades bei offner Fraktur) mit S42.3 (Fraktur des Humerusschaftes). Zudem hat die ICD-10 auch noch ein Kreuz-Stern-System zur Klassifikation. Wie schon erwähnt, klassifiziert die ICD-10 nach Ätiologie. Hin- und wieder geht die Manifestation bei der Verschlüsselung einer Ursache verloren. Das Kreuz-Stern-System erlaubt es nun, mit einer Schlüsselnummer diese Manifestation anzugeben. Zum Beispiel könnte folgende Manifestation H36.0* (Diabetische Rethinopathie) mit der dieser Ursache: E10.30+ (Primär insulinabhängiger Diabetes mellitus mit Augenkomplikationen) gekennzeichnet werden (DIMDI 2010).

In Kap. 18, 20 und 21 gibt es folgende Besonderheiten. Die in Kap. 18 (Symptome und abnorme klinische Laborwerte, die anderorts nicht klassifiziert sind) enthaltenen Schlüsselnummern für Symptome und Befunde dürfen nur verwendet werden, wenn man keine spezifische Diagnose stellen konnte oder am Quartalsende beim Erstkontakt die Diagnostik noch nicht abgeschlossen ist. Kap. 20 (Äußere Ursachen von Morbidität und Mortalität) enthält die äußeren Ursachen von Verletzungen und Vergiftungen. Diese Angaben sind nur als Zusatz erlaubt. Es soll die Art des Zustands einer Schlüsselnummer aus einem anderen Kapitel bezeichnen. Das Kap. 21 (Faktoren, die den Gesundheitsstand beeinflussen und zur Inanspruchnahme des Gesundheitswesen führen) darf nur verwendet werden, wenn Leistungen abgerechnet werden, die nicht in einer Erkrankung begründet sind, wie z. B. Vorsorgeimpfungen (DIMDI 2010).

Da das Gesetz verlangt die Verschlüsselung von Diagnosen auf Abrechnungsunterlagen und Arbeitsunfähigkeitsbescheinigungen § 295 SGB V sowie bei Krankenhausbehandlungen (§ 301 SGB V) zu verschlüsseln. Allerdings muss hier angemerkt werden, dass die Verschlüsselung keinesfalls auf Überweisungen,

Krankenhauseinweisungen, Arztbriefen oder gar auf den eigenen Patienten-dokumentationen etwas verloren hat. Da bei einer Verschlüsselung immer Informationen verdichtet werden, können Einzelheiten verloren gehen. Deshalb muss bei solchen Unterlagen stets der Klartext verwendet werden.

Benutze man die Verschlüsselung der ICD-10 in Kombination mit der ICF-CY kann man Daten so komprimieren, dass das wesentliche immer ersichtlich ist.

Ausblick auf die ICD-11

Nach 11-jähriger, intensiver internationaler Entwicklungsarbeit hat die WHO im Juni 2018 die ICD-11 vorgestellt. Sie wurde im Mai 2019 auf der 72. Welt-gesundheitsversammlung (World Health Assembly, WHA72) verabschiedet. Die ICD-11 soll am 1. Januar 2022 in Kraft treten; erst nach einer flexiblen Über-gangszeit von 5 Jahren sollen Todesursachen ausschließlich mit der ICD-11 kodiert werden.

Einführung in das Multiaxiale Klassifikationsschema

8

Das Multiaxiale Klassifikationsschema für psychische Störungen des Kindes- und Jugendalter ist ausgerichtet nach den ICD-10 der WHO. Die ICD-10 sieht Mehrfach-Klassifikationen vor, es gibt jedoch keine speziell für den Kinder- und Jugendpsychiater entwickelten Anweisungen, in welcher Form mehrere Kategorien benutzt oder in welcher Reihenfolge sie angegeben werden sollten. Deshalb ist das Multiaxiale Klassifikationsschema eine logische Weiterentwicklung der ICD-10, welches geringfügig modifiziert wurde (Poustka et al. 2017).

Das Multiaxiale Klassifikationsschema ist ein 6-Achsen-Modell in seiner Diagnostik. Psychiatrische Diagnosen enthalten zwangsläufig verschiedene Element. Deshalb könnte man eine unbegrenzte Anzahl von diagnostischen Elementen in so ein Schema einbringen, aus Gründen der Praktikabilität, war eine Begrenzung der Anzahl von Achsen notwendig. Folgende 6 Achsen wurden ausgewählt (Poustka et al. 2017).

Achse I: Klinisch-psychiatrisches Syndrom
Die erste Achse besteht aus dem Kapitel V der ICD-10-GM. Lässt aber die Gruppen F70-F79 (Intelligenzstörung) und F80-F89 (Entwicklungsstörungen), ausgenommen die F84 (Tief greifende Entwicklungsstörungen) aus. Hier wurden keine Veränderungen vorgenommen (Poustka et al. 2017).

Achse II: Umschriebene Entwicklungsstörungen
Die zweite Achse besteht aus Kapitel V der ICD.10 und schließt alle Gruppen von F80-F83 mit ein. Die Kodierungen auf dieser Achse sollen deskriptiv sein (Poustka et al. 2017).

© Der/die Herausgeber bzw. der/die Autor(en), exklusiv lizenziert durch Springer Fachmedien Wiesbaden GmbH, ein Teil von Springer Nature 2020
A. Leschnik, *Therapeutische Diagnosen in Pädiatrie, Kinder- und Jugendpsychiatrie*, essentials, https://doi.org/10.1007/978-3-658-31122-3_8

Achse III: Intelligenzniveau
Diese Achse besteht auch aus Kapitel V der ICD-10 und schließt folgende
Diagnosen mit ein: F70/F71/F72/F73/F78/F79. Der Unterschied zur ICD-10 ist,
dass die Diagnose F74 weggelassen wurde. Um auch höhere Intelligenzgrade
messen zu können wurden die Kategorien 1–4 ergänzt. Die Intelligenzminderungen
wurden dann fortlaufend mit den Nummern 5–8 kodiert (Poustka et al. 2017).

1 Sehr hohe Intelligenz
2 Hohe Intelligenz
3 Normvariante
4 Niedrige Intelligenz
5 F70 Leichte Intelligenzminderung
6 F71 Mittelgradige Intelligenzminderung
7 F72 Schwere Intelligenzminderung
8 F73 Schwerste Intelligenzminderung

Die folgenden vierten Stellen sind bei den Kategorien F70–F79 zu benutzen,
wenn das Ausmaß der Verhaltensstörung angeben werden soll:

.0 Keine oder geringfügige Verhaltensstörung
.1 Deutliche Verhaltensstörung, die Beobachtung oder Behandlung erfordert
.8 Sonstige Verhaltensstörung
.9 Ohne Angaben einer Verhaltensstörung

Achse IV: Körperliche Symptomatik
Diese Achse besteht aus verschiedenen Kapiteln der ICD-10 und schließt
Gruppen mit ein, um nicht psychiatrische Krankheitssymptome und -syndrome
zu kodieren (Poustka et al. 2017).

Achse V: Assoziierte aktuelle abnorme psychosoziale Umstände
Diese Achse bietet die Möglichkeit, abnorme psychosoziale Situationen, die für
die Verursachung der psychischen Störung oder für die Therapieplanung relevant
sein könnten zu kodieren. Diese Achse ist eine Erweiterung zur ICD-10 Version
(Poustka et al. 2017).

Achse VI: Globalbeurteilung des psychosozialen Funktionsniveau
Diese Achse spiegelt die psychologischen, sozialen, schulischen und beruflichen Funktionen zur Zeit der Untersuchung dar. Sie betrifft Funktionsbeeinträchtigungen, die als Konsequenz einer psychischen Störung, einer spezifischen Entwicklungsstörung oder einer intellektuellen Beeinträchtigung entstanden sind. Die Kodierungen auf dieser Achse sollen kompetenzbezogen durchgeführt werden. Die Achse folgt dem Format der Untergruppen der Vergleichbaren Achsen des DSM-IV Modells. Sie ist eine Modifikation zur ICD-10 (Poustka et al. 2017).

DSM-5 ist die Abkürzung für die fünfte Auflage des Diagnostic and Statistical Manual of Mental Disorders (DSM; englisch für „Diagnostischer und statistischer Leitfaden psychischer Störungen"), eines anglo-amerikanischen Klassifikationssystems in der Psychiatrie.

Das DSM wird seit 1952 von der American Psychiatric Association (APA; deutsch: amerikanische psychiatrische Gesellschaft) in den USA herausgegeben. Das DSM-5 wurde am 18. Mai 2013 veröffentlicht und löst die vierte Auflage (DSM-IV von 1994) ab.

Kritik zum DSM-V Modell

Die Anzahl der im DSM aufgeführten Krankheiten und Störungen ist von 106 (1957) auf 374 (DSM-5) angestiegen. Dr. James Davies von der Roehampton University konnte zeigen, dass die meisten dieser Krankheitsbilder nicht auf wissenschaftlichen Untersuchungen beruhen, sondern von einzelnen Psychiatern vorgeschlagen und von der DSM-Kommission „abgenickt" wurden. Eine Studie der University of Massachusetts Boston fand, dass 69 % der DSM-5 Mitarbeiter Verbindungen zur Pharmaindustrie hatten; bei der Arbeitsgruppe zu affektiven Störungen waren es 83 % und bei den für Schlafstörungen zuständigen Autoren waren es 100 %. Durch die Möglichkeit, jede Verhaltensauffälligkeit als „milde" Störung zu diagnostizieren, befürchten Kritiker eine Inflation von Diagnosen, die den Betroffenen dann lebenslang anhängen können. Prominentester Kritiker ist der US-amerikanische Psychiater Allen Frances, der ehemalige Vorsitzende der DSM-IV-Kommission. Auch das National Institute of Mental Health (NIMH) mit ihrem Leiter Thomas Insel kritisiert das DSM-5 für einen Mangel an Validität.

© Der/die Herausgeber bzw. der/die Autor(en), exklusiv lizenziert durch Springer Fachmedien Wiesbaden GmbH, ein Teil von Springer Nature 2020
A. Leschnik, *Therapeutische Diagnosen in Pädiatrie, Kinder- und Jugendpsychiatrie*, essentials, https://doi.org/10.1007/978-3-658-31122-3_9

Der Psychoanalytiker Otto F. Kernberg kritisiert an verschiedenen Stellen in seinen Werken den Ansatz der DSM-V, denn er hält die Klassifikation für falsch und wissenschaftlich nicht haltbar.

Letztendlich ist das DSM-V Modell nicht mit der ICF und ICF-CY abgestimmt und somit für die ganzheitliche Erfassung des Patienten nur eingeschränkt einsetzbar.

Einführung in die ICF

Gesundheitsprobleme (Krankheiten etc.) werden hauptsächlich in der ICD-10 klassifiziert. Funktionsfähigkeit und Behinderung, verbunden mit Gesundheitsproblemen werden in der ICF klassifiziert. Die ICD-10 und die ICF ergänzen einander, deshalb sind alle Anwender aufgerufen, beide Klassifikationsmodelle gemeinsam zu verwenden. Die ICD-10 stellt eine Diagnose von z. B. Krankheiten zur Verfügung und die ICF erweitert das Spektrum um z. B. um die Funktionsfähigkeit dieser Krankheit (Schuntermann 2018).

Einführung in die ICF-CY

Die International Classifikation of Functioning, Disability and Health. Childrean and Youth Version (ICF-CY), dient als länder- und fachübergreifende einheitliche Sprache zur Beschreibung des funktionellen Gesundheitszustands, der Behinderung, der sozialen Beeinträchtigung und der relevanten Umgebungsfaktoren von Kindern und Jugendlichen unter 18 Jahren (Hollenweger und Kraus de Carmargo 2013).

Der Unterschied zur ICD-10 in der Gesundheitszustände wie Krankheiten, Störungen und Verletzungen vornehmlich klassifiziert werden ist, dass in der ICF-CY Funktionsfähig und Behinderung klassifiziert werden. Die ICF-CY ist so entwickelt, dass sie mit dem Hauptband (ICF) kompatibel ist (Hollenweger und Kraus de Carmargo 2013).

Die Weiterentwicklung der ICF-CY erfolgte in folgernden Bereichen:

a. Änderung und Erweiterung der Beschreibungen
b. Zuordnung neuer Inhalte zu nicht genannten Kodes

© Der/die Herausgeber bzw. der/die Autor(en), exklusiv lizenziert durch Springer Fachmedien Wiesbaden GmbH, ein Teil von Springer Nature 2020
A. Leschnik, *Therapeutische Diagnosen in Pädiatrie, Kinder- und Jugendpsychiatrie,* essentials, https://doi.org/10.1007/978-3-658-31122-3_10

c. Änderung der Kriterien zur Inklusion und Exklusion
d. Erweiterung des Beurteilungsmerkmals, um entwicklungsbedingte Merkmale mit einzubeziehen.

Die Besonderheiten der ICF-CY sind:

1. Das das Kind im Kontext der Familie gesehen wird. Die Funktionsfähigkeit eines Kindes, kann daher nicht isoliert betrachtet werden, sondern unterliegt auch immer dynamischen Prozessen in der Familie.
2. Entwicklungsverzögerungen können altersspezifisch und müssen nicht dauerhaft sein. Oft können diese Verzögerungen durch physische und/ oder psychologische Faktoren durch die Umwelt entstehen.
3. Das „Einbezogen sein in eine Lebenssituation" (Partizipation). Je jünger ein Kind ist, je mehr wird die Teilhabe in der Lebenssituation von Eltern, Dienstleistungsanbietern oder Helfersystemen bestimmt.
4. Die Veränderung der Umweltfaktoren gehen einher mit der zunehmenden Kompetenz und Unabhängigkeit von Jugendlichen. Säuglinge und Kleinkinder sind eingeschränkt in ihrer Mobilität, hier ist die Notwendigkeit ihre Sicherheit und Geborgenheit zu gewährleisten. Es ist abhängig von Person in der unmittelbaren Umgebung. Gegenstände müssen an den Entwicklungsstand angepasst werden. Wichtig für Kleinkinder sind auch Zugang zu Spielsachen und Gleichaltrigen. Ältere Kinder erleben ihre Umwelt eng mit ihrem Zuhause und der Schule. Jugendliche mehr in der Gemeinschaft. Die materiellen und sozialen Elemente der Umwelt haben einen Einfluss auf der Funktionsfähigkeit des Kindes (Hollenweger und Kraus de Carmargo 2013).

Die ICF-CY kann in zweifacher Weise in folgende Domänen betrachtet werden:

1. Funktionsfähigkeit
   Diese umfasst alle Körperfunktionen, Aktivitäten und Partizipationen was das Kind leisten kann.
2. Behinderung
   Diese umfasst alle Schädigungen, Beeinträchtigungen der Aktivitäten und Partizipationen. Die Umweltfaktoren sind hier als fördernde oder hemmende Merkmale der materiellen und sozialen Welt gekennzeichnet.

Die ICF-CY verwendet ein alphanumerisches Kodierungssystem (siehe Tab. 10.1).
Dem Buchstaben folgt ein numerischer Kode, der mit der Kapitelnummer beginnt
(einziffrig), gefolgt von der zweiten Gliederungsebene (zweiziffrig), sowie der
dritten und vierten Ebene (je einziffrig) (Hollenweger und Kraus de Carmargo 2013).

Tab. 10.1 Kodierungs-
system. (Eigene Dar-
stellung in Anlehnung n.
Hollenweger und Kraus de
Carmargo 2013)

Kode	System
b	Körperfunktionen
s	Körperstrukturen
d	Aktivitäten/ Partizipation
e	Umweltfaktoren

Für die Körperfunktionen (b) hat die ICF-CY ein Beurteilungsmerkmal (siehe
Tab. 10.2).

Tab. 10.2 Erstes Beurteilungsmerkmale der Körperstrukturen. (Eigene Darstellung in
Anlehnung n. Hollenweger und Kraus de Carmargo 2013)

Kode	Erstes/allgemeines Beurteilungsmerkmal	%
0	Problem nicht vorhanden	0–4
1	Problem leicht ausgeprägt	5–24
2	Problem mäßig ausgeprägt	25–49
3	Problem erheblich ausgeprägt	50–95
4	Problem voll ausgeprägt	96–100
8	Nicht spezifizierbar	
9	Nicht anwendbar	

Für die Körperstrukturen (s) hat die ICF-CY insgesamt drei Beurteilungsmerkmale (siehe Tab. 10.3, 10.4 und 10.5).

Tab. 10.3 Erstes Beurteilungsmerkmale der Körperstrukturen. (Eigene Darstellung in Anlehnung n. Hollenweger und Kraus de Carmargo 2013)

Kode	Erstes/allgemeines Beurteilungsmerkmal	%
0	Problem nicht vorhanden	0–4
1	Problem leicht ausgeprägt	5–24
2	Problem mäßig ausgeprägt	25–49
3	Problem erheblich ausgeprägt	50–95
4	Problem voll ausgeprägt	96–100
8	Nicht spezifizierbar	
9	Nicht anwendbar	

Die Angaben der Perzentilen bei den ersten Beurteilungsmerkmalen machen keine konkrete wissenschaftliche Aussage über die Ausprägung einer Schädigung. So sagt zum Beispiel im Beurteilungsmerkmal 0 aus, dass 96–100 % der klassifizierten stärker betroffen sind als der Beurteilte. Sinnvoller wäre es hier die Beurteilungsmerkmale den standardisierten Testverfahren anzugleichen. Die ICF-CY kritisiert sich hier aber selber und äußert sehr klar, dass auf diesem Gebiet noch Forschung betrieben werden muss (Hollenweger und Kraus de Carmargo 2013).

Das zweite Beurteilungsmerkmal dient zur Dokumentation der Art oder der Veränderung in den entsprechenden Körperstruktur (siehe Tab. 10.4).

Tab. 10.4 Zweites Beurteilungsmerkmal der Körperstrukturen. (Eigene Darstellung in Anlehnung n. Hollenweger und de Carmargo 2013)

Kode	Zweites Beurteilungsmerkmal
0	Keine Veränderung
1	Nicht vorhanden
2	Teilweise nicht vorhanden
3	Zusätzlicher Teil
4	Von der üblichen Form abweichend (aberrant)
5	Diskontinuität
6	Abweichende Lage
7	Qualitative Strukturveränderung, einschließlich Ansammlung von Flüssigkeit
8	Nicht spezifizierbar
9	Nicht anwendbar

Das dritte Beurteilungsmerkmal dient zur Dokumentation der Lokalisation (siehe Tab. 10.5).

Tab. 10.5 Drittes Beurteilungsmerkmal der Körperstrukturen. (Eigene Darstellung in Anlehnung n. Hollenweger, Kraus de Carmargo 2013)

Kode	Drittes Beurteilungsmerkmal
0	Mehr als eine Region
1	Rechts
2	Links
3	Beidseitig
4	Frontal
5	Dorsal
6	Proximal
7	Distal
8	Nicht spezifizierbar
9	Nicht anwendbar

Für die Aktivitäten und der Partizipationen (d) gib es 4 optional 5 Beurteilungsmerkmale mit einer negativen Skale 0–4 (siehe Tab. 10.6).

Tab. 10.6 Beurteilungsmerkmale der Aktivitäten und Partizipation. (Eigene Darstellung in Anlehnung n. Hollenweger, Kraus de Carmargo 2013)

Kode 0–4 pro Merkmal	Beurteilung mit Positionierung
Erstes Beurteilungsmerkmal	Beurteilung der Leistung Bsp. d4500.0
Zweites Beurteilungsmerkmal	Beurteilung der Leistungsfähigkeit Bsp. d4500._1
Drittes Beurteilungsmerkmal	Beurteilung der Leistungsfähigkeit mit Assistent Bsp. d4500._ _ 2
Viertes Beurteilungsmerkmal	Beurteilung der Leistungsfähigkeit ohne Assistent Bsp. d4500._ _ _3
Fünftes Beurteilungsmerkmal optional	Zusätzliche Beurteilung Bsp. d4500._ _ _ _4

Für die Kodierung der Umweltfaktoren (e) gibt es ein Beurteilungsmerkmal mit der Skala 0–4 als Barriere oder als Förderfaktor (+) (siehe Tab. 10.7).

Tab. 10.7 Barriere und Förderfaktor. (Eigene Darstellung in Anlehnung n. Hollenweger, Kraus de Carmargo 2013)

Barriere	Förderfaktor
xxx.0 Problem nicht vorhanden	xxx.+0 Problem nicht vorhanden
xxx.1 Problem leicht ausgeprägt	xxx.+1 Problem leicht ausgeprägt
xxx.2 Problem mäßig ausgeprägt	xxx.+2 Problem mäßig ausgeprägt
xxx.3 Problem erheblich ausgeprägt	xxx.+3 Problem erheblich ausgeprägt
xxx.4 Problem voll ausgeprägt	xxx.+4 Problem voll ausgeprägt
xxx.8 nicht spezifizierbar	xxx.+8 nicht spezifizierbar
xxx.9 nicht anwendbar	xxx.9 nicht anwendbar

Die Klassifikation in der ICF-CY ist keine Diagnose des Kindes, sondern ein Profil der Funktionsfähigkeit. Sie soll das Ausmaß der Einschränkungen in der Funktionsfähigkeit eines Kindes beschreiben und Umweltfaktoren identifizieren, die diese Funktionsfähigkeit negativ oder positiv beeinflussen.

Bei der Anwendung der ICF-CY sollen Kodierungen auf der Grundlage von Primärdaten, Beobachtung und Evaluation erfolgen. Die Kodierung darf nicht auf indirekte Rückschlüsse aufgebaut werden, sondern auf vorhandene Informationen zu den Problemen in der Funktionsfähigkeit in entsprechenden Bereich. Laborwerte, biomedizinische und anthropometrische Daten sind angemessene Informationen für Körperfunktionen und -strukturen. Für Aktivitäten und Partizipation können direkte Evaluationen mittels durch standardisierte Instrumente oder Prüfungsmethoden Aussagen liefern. Die Perzentilen des allgemeinen Beurteilungsmerkmale 0–4 der ICF-CY können dann an die standardisierten Ergebnisse angeglichen werden (siehe Tab. 10.8). Da die ICF-CY ganz klar aussagt, dass die Beurteilungsmerkmale 0–4 nur mit standardisierten Testverfahren erfasst werden können, scheint folgende Transformierung auf die Standardwerte sinnvoll:

Tab. 10.8 Transformierung der Beurteilungsmerkmale 0–4 der ICF-CY in T-Werte und Prozentränge (n. Leschnik, 2020)

Beurteilungsmerkmal	Perzentile (%)	T-Werte	Prozentränge
0	0–4	>50	>50
1	5–25	<40	<25
2	25–40	30–39	16–25
3	50–95	20–29	5–15,9
4	96–100	<20	<5

Praktische Anwendung der ICF-CY

Anhand von Schlüsselnummer soll hier noch einmal an einen Beispiel erklärt werden, welches Item, welche Ebene und welches Beurteilungsmerkmal gewählt werden kann.

b1402.4

b	Körperfunktionen
b1	Erste Ebene einziffrig (Mentale Funktionen)
b140	Zweite Ebene zweiziffrig (Funktion der Aufmerksamkeit)
b1402	Dritte Ebene einziffrig (Geteilte Aufmerksamkeit)
b1402.4	Erstes/allgemeines Beurteilungsmerkmal (voll ausgeprägtes Problem)

s11000.441

s	Körperstrukturen
s1	Erste Ebene einziffrig (Struktur des Nervensystems)
s110	Zweite Ebene zweiziffrig (Struktur des Gehirns)
s1100	Dritte Ebene einziffrig (Struktur der Großhirnhälften)
s11000	Vierte Ebene einziffrig (Stirnlappen)
s11000.4	Erstes/allgemeines Beurteilungsmerkmal (voll ausgeprägte Schädigung)
s11000.44	Zweites Beurteilungsmerkmal: Veränderung (von der üblichen Form abweichend)
s11000.444	Drittes Beurteilungsmerkmal: Lokalisation (links)

d1601.4424

d	Aktivitäten und Partizipation
d1	Erste Ebene einziffrig (Lernen und Wissensanwendung)
d160	Zweite Ebene zweiziffrig (Wissensanwendung)
d1601	Dritte Ebene einziffrig (Aufmerksamkeit auf Veränderung in der Umgebung fokussieren)
d1601.4	Erstes Beurteilungsmerkmal (voll ausgeprägtes Problem mit der Leistung in der realen Umwelt)
d1601.44	Zweites Beurteilungsmerkmal (voll ausgeprägtes Problem mit der Leistungsfähigkeit in der standardisierten Umwelt)
d1601.442	Drittes Beurteilungsmerkmal (mäßig ausgeprägtes Problem mit der Leistungsfähigkeit in der standardisierten Umwelt mit Assistenz)
d1601.4424	Viertes Beurteilungsmerkmal (voll ausgeprägtes Problem mit der Leistungsfähigkeit in der standardisierten Umwelt ohne Assistenz)

e355.+3

e	Umweltfaktoren
e3	Erste Ebene einziffrig (Unterstützung und Beziehung)
e355	Zweite Ebene zweiziffrig (Fachleute der Gesundheitsberufe)
e355.+	Förderfaktor
e355.+3	Erstes Beurteilungsmerkmal (erheblich ausgeprägt)

Clinical Reasoning 11

Am Anfang steht nun die Frage wie nennen wir Menschen uns, die das Clinical Reasoning anwenden. Diagnostiker? Damit könnten wir rechtlich in Schwierigkeiten kommen, wenn wir keine Ärzte sind. Behandler? Wir sind nicht immer gleich Behandler, wenn wir ein Clinical Reasoning machen. Untersucher? Wäre hier wieder nur auf die biochemischen und medizinischen Prozesse bezogen. Indikator? Geht man mal von den Naturwissenschaftlichen und Geisteswissenschaftlichen Definitionen weg, bedeutet indicare auf lateinisch = anzeigen. D. h. einen bestimmten Hinweis auf einen Sachverhalt oder für ein Ereignis anzeigen. Zu schwammig. Das Beste erscheint hier, dass Kind beim Namen zu nennen, d. h. in diesem Fall das Kürzel CRP einzusetzen, welches für „Clinical-Reasoning-Practitioner" steht. Übersetzt also ein „Fachmann für das klinische Argumentieren".

11.1 Definition

Jones (2008) definiert das Clinical Reasoning als: „Klinisches logisches Denken und Argumentieren." Higgs und Jones (2008) definieren diesen Begriff wie folgt: „Clinical Reasoning umfasst die Denkvorgänge und Entscheidungsfindung während der Untersuchung und Behandlung eines Patienten."

Der Patient nimmt im Clinical Reasoning eine aktive Rolle ein. Seine Bedürfnisse stehen an erster Stelle. Er wird an allen zutreffenden Entscheidungen beteiligt und muss zu diesen seine Einwilligung geben. Er ist somit ein mündiger und gleichberechtigter Partner (Klemme und Siegmann 2014).

© Der/die Herausgeber bzw. der/die Autor(en), exklusiv lizenziert durch Springer Fachmedien Wiesbaden GmbH, ein Teil von Springer Nature 2020
A. Leschnik, *Therapeutische Diagnosen in Pädiatrie, Kinder- und Jugendpsychiatrie,* essentials, https://doi.org/10.1007/978-3-658-31122-3_11

11.2   Formen des Clinical Reasonings

Nach Feiler (2019) werden insgesamt 6 verschiedene Formen des Clinical Reasonings voneinander unterschieden:

1. Scientific Reasoning
2. Interaktives Reasoning
3. Konditionales Reasoning
4. Narratives Reasoning
5. Pragmatisches Reasoning
6. Ethisches Reasoning

11.2.1 Scientific Reasoning

Das Scientific Reasoning kann man als das logische und sachliche Erfasse eines Problems eines Patienten bezeichnen. Hiermit ist gemeint, dass der CRP eine wissenschaftliche Begründung für das Problem des Patienten auswählt. Er überprüft die Diagnosen und schaut ob die Problematik ausreichend erfasst wurde. Zudem zieht er andere Wissenschaftszweige heran, um das Problem des Patienten im Zusammenhang zu erkennen. Damit wird eine optimale Therapie gewährleistet. Zudem betrachtet er neben den Funktionsstörungen auch die umweltbezogenen Aspekte. Zum Schluss deckt er die Unterschiede zwischen Erwartungen des betroffenen Patienten und den Behandlungszielen der Therapie auf und stimmt diese aufeinander ab (Feiler 2019).

11.2.2 Interaktives Reasoning

Im Interaktiven Reasoning bezieht sich der CRP auf Gefühle, Wahrnehmungen und Beobachtungen. Er leitet sein Denken in diese Richtung. Damit lässt er sich auf die Sichtweise der Patienten ein. Er beobachtet mehr die nonverbalen Äußerungen des Patienten wie z. B. Körperhaltung, Mimik, Gestik oder die Positionierung im Raum. So ergibt sich ein Bild über den Patienten wie er ist, was er ausdrücken möchte, was er sagt und was unausgesprochen bleiben soll. Ziele des Interaktiven Reasonings könnten sein:

- Eigenaktivierung des Patienten
- Anbieten von Auswahlmöglichkeiten
- Individuelles eingehen auf Bedürfnisse und Wünsche des Patienten

- Bestätigen von Erfolgserlebnissen
- Übernehmen von Aufgaben, die der Patient nicht bewältigt
- Anstreben von Problemlösungen

Wichtig ist, dass der Patient immer eigene Kompetenzen zur Verfügung hat, über die der CRP evtl. nicht verfügt. So ist dieser Prozess abhängig vom Gefühl des gegenseitigen voneinander Lernen können gestützt. Erst dies kann ein aktivieren der nicht zugetrauten Kompetenzen beim Patienten fördern (Feiler 2019).

11.2.3 Konditionales Reasoning

Beim Konditionalen Reasoning, können wir von einem durch das Vorstellungsvermögen geleitende Denken des CRP sprechen. Eigentlich ist es ein Zusammenfügen aus dem Scientific Reasoning und dem Interaktiven Reasoning. Es geht um eine Situationsanalyse mit Blick auf Zukunftsentwürfe. Hierzu erstellt der CRP einen senosomotorischen, kognitivem und psychischen Status (Feiler 2019).

11.2.4 Narratives Reasoning

Das Narrative Reasoning nutzt die Geschichten des Patienten und des CRP. Hier geht es mehr um das Erinnern von individuellen Erlebnissen und welche Gedanken und Gefühle der Patient dazu hat. Oftmals kommen Patienten mit der gleichen Diagnose und der CRP neigt dazu, den Patienten in eine Schublade zu stecken. Beim Narratives Reasoning hat die individuelle Geschichte welcher der Patient mit CRP hat Vorrang. Ungeachtet dessen können Erlebisse aus ähnlichen Geschichten mit anderen Patienten hilfreich beim Erfassen der Problematik des aktuellen Patienten sein (Feiler 2019).

11.2.5 Pragmatisches Reasoning

Das Pragmatische Reasoning beruft sich auf sachliche Aspekte die auf Tatsachen beruhen. Der Focus liegt hier mehr auf dem organisieren der Umweltfaktoren, wie z. B.:

- Finanzierung von Therapien, Medikamenten, Heil- und Hilfsmittel etc.
- Organisationsabläufe im Alltag

- Einbeziehen von gesetzlichen Regelungen
- Fahrdienste
- Selbsthilfegruppen und Vereine

11.2.6 Ethisches Reasoning

Beim Ethischen Reasoning bezieht der CRP die Wertvorstellungen und die persönlichen Einstellungen des Patienten mit ein, damit es nicht zu Wertekonflikten zwischen den beiden Parteien kommt (Feiler 2019).

11.3 Multigrade Reasoning

Multigrade Reasoning bedeutet, dass unser klinisches Argumentieren auf mehrere Fachbereiche bezogen wird. Es soll nicht nur biochemische und medizinische Aspekte mit einbeziehen, sondern auch psychosoziale, ethische, kulturelle und ökonomische Sichtweisen. Dies erfordert vertiefte Kenntnisse aus verschiedenen Wissenschaftsdisziplinen. Da dieser Kenntnisstand als einzelner CRP kaum zu erwerben ist, liegt der Schwerpunkt beim Multigrade Reasoning in der Verknüpfung der Informationen. Die Kommunikation und Interaktion der einzelnen Berufsgruppen untereinander spielt hier eine übergeordnete Rolle. Gerade im Bereich der Kindertherapie und bei chronischen Erkrankungen ist die interdisziplinäre Zusammenarbeit unumgänglich.

11.4 Soziales Clinical Reasoning

Das Soziale Clinical Reasoning ist darauf ausgerichtet, dass es das soziale Umfeld des Patienten hinterfragt. Um somit in Erfahrung zu bringen, welches Personen an der Heilung oder Hinderung des Gesundungsprozesses beteiligt sind. Auf folgende Fragen beim Sozialen Clinical Reasoning, sollte man eine Antwort finden:

- Mit wem lebt der Patient zusammen?
- Welchen Stellenwert haben die jeweiligen Bezugspersonen auf das Vertrauen des Patienten?
- Welche anderen Bezugspersonen stehen dem Patienten noch zur Verfügung?
- Welche Personen aus dem sonstigen Umfeld des Patienten, können unterstützend beim Heilungsprozess mitwirken?

11.5   Das hypothetisch-deduktive Clinical Reasoning

Das hypothetisch- deduktive Clinical Reasoning ist das Herzstück jeder therapeutischen Diagnostik. In ihr vereinen sich alle anderen Clinical Reasoning Formen und alle Modelle.

Deduktion Definition
Das Wort Deduktion bedeutet Ableitung oder Herleitung. Die Deduktion wird auch als logisches schließen bezeichnet.

Deduktion

Allgemeinen ————————> **Besonderen**

Hypothese   Falsifikation   Bewährung

Bei der Deduktion geht das Denken vom Allgemeinen zum Besonderen (Einzelfall) hin. Das schlussfolgernde Denken ermöglicht dem Menschen aus einer Ursache, die sich daraus ableitende Wirkung zu erkennen und zu verstehen. Man schließt von der Theorie auf die Praxis. Beispiel: „Da steigt Rauch auf." Praxis: „Da brennt es!" Diese Schlussfolgerung ist dann gültig, wenn es ein allgemeines Gesetz ist und die Beobachtung zutrifft, auch wenn dieses empirisch nicht untersucht wurde. Die Falsifikation (Widerlegung) überprüft ob diese Aussage falsch ist. D. h. für die Falsifikation brauchen wir zur Hypothese eine Gegenhypothese (Antithese) oder Gegenbehauptung. Oftmals wird die Antithese als „falsch" und die These als „wahr" bezeichnet. Es gibt daher genau eine Antithese zu jeder These. Antithese und These können weder zugleich „wahr" noch zugleich „falsch" sein.

Beispiel:

These   „Das Haus ist rot."
Antithese   „Das Haus ist nicht rot."

Beispiel:

These   „Das Kind hat Aufmerksamkeitsstörungen."
Antithese   „Das Kind hat keine Aufmerksamkeitsstörungen."

Definition Arbeitshypothese

Eine Arbeitshypothese ist im wissenschaftlichen Bereich eine noch zu präzisierende Annahme, die meistens vorläufigen Charakter hat und u. U. (etwa mangels hieb- und stichfester Indizien) nicht den Status einer „echten" Hypothese erreicht oder erreichen kann. Seltener im wissenschaftlichen, häufiger im saloppen Sprachgebrauch sind beide Begriffe identisch.

Hypothese Definition

Eine Hypothese (Unterstellung) ist eine in Form einer logischen Aussage formulierte Annahme, deren Gültigkeit man zwar für möglich hält, die aber bisher nicht bewiesen bzw. verifiziert (wahr machen) ist. Die Hypothese muss anhand ihrer Folgerungen überprüfbar sein, wobei sie je nach Ergebnis entweder bewiesen (verifiziert) oder widerlegt werden würde. Bei der Formulierung einer Hypothese ist es üblich, die Bedingungen anzugeben, unter denen sie gültig sein soll. Dies geschieht bei eindeutigen logischen Beziehungen in folgender Form:

Hypothese

„**Immer wenn** (Ursache) das Kind in der Klasse sitz, **dann** (Wirkung) ist es nicht aufmerksam."

These

Das Kind hat Aufmerksamkeitsstörungen in der Klasse.

Antithese

Das Kind hat keine Aufmerksamkeitsstörungen in der Klasse.

Zusammenfassung

Am Anfang steht die Theorie und die allgemeine Aussage: „Kinder mit der Diagnose F90.0 haben u. a. Aufmerksamkeitsstörungen." Nun kommt eine Mutter in Behandlung und sagt: „Wenn mein Kind in der Klasse sitz, kann es sich schlecht konzentrieren!" Wir sind nun dazu verpflichtet diese Aussage zu überprüfen, ob sie wahr ist oder falsch. Wenn wir vom Allgemeinen ausgehen, hat dieses Kind eine F98.80 und wir würden es dann mit einen Testverfahren untersuchen um diese Aussage zu verifizieren oder zu widerlegen. Gehen wir aber vom allgemeinen zum Besondern (Einzelfall) hin, so bilden sich neue Hypothesen, wie: „Hat das Kind auch Konzentrationsstörungen in einer anderen Institution? Hat das Kind Konzentrationsstörungen in einem bestimmten Fach? Hat das Kind Konzentrationsstörungen bei einem bestimmen Lehrer? Hat das Kind Konzentrationsstörungen zu einer bestimmten Uhrzeit?" Dies sollen nur einige

Beispiele für ein hypothetisch- deduktives Vorgehen sein. Hier gilt das gleiche Prinzip: Alle Hypothesen werden auf ihre Wahrheit überprüft um diese zu verifizieren oder zu widerlegen. Das besondere hierbei ist, dass wir jedes Kind als Einzelfall betrachtet wird in seinem umweltbezogenen Kontext.

Das hypothetisch-deduktive Clinical Reasoning besteht aus folgenden Schritte:

1. Pre-Assessment-Image
2. Cue Acquisition
3. Hypothesis Generation
4. Cue Interpretation
5. Hypothesis Evaluation
6. Festlegung einer therapeutischen Diagnose

11.5.1 Pre-Assessment-Image

Hiermit ist gemeint, dass sich der CRP folgenden Ersteindruck von seinem Patienten aufgrund folgender Daten macht:

a. Name
b. Alter
c. Diagnose

Zu a: Name
Der Name gibt einen Hinweis auf das Geschlecht des Patienten. Somit lässt sich schnell einordnen ob die gestellte Diagnose noch differenziert überprüft werden muss oder nicht. Oftmals besteht nämlich ein Ungleichgewicht zwischen den Geschlechtern in der prozentualen Verteilung. Z. B. haben nach einer bundesweiten Befragung von 2002 Lehrern der Primär- und Sekundärstufen I und II aus dem Jahre 2015: 51 % der Jungen eine schlechtere Handschrift als Mädchen 31 % (STEP-Studie 2019).

Zu b: Alter
Das Alter gibt uns zum einen an, wo das Kind in seiner Entwicklung stehen müsste und zum anderen in welchen Institutionen (Kiga, Schule etc.) es sein könnte, diese hilft uns einzuordnen, woher das Problem kommen und wie gravierend es sein könnte.

Zu c: Diagnose
In der ICD-10 findet man mal mehr und mal weniger Hinweise zu Ätiologie und
Symptome einer bestimmten Krankheit. Dies lässt darauf schließen, ob für diesen
Bereich genügend Forschung betrieben wurde oder noch betrieben werden muss.
Zudem soll die Diagnose der ICD-10 eine Therapieidee entwickeln.

Aufgrund dieser wenigen biomedizinischer Daten, erstellt der CRP (Clinical
Reasoning Practioner) seine erste Arbeitshypothese.

11.5.2 Cue Acquisition

Der Prozess der Cue Acquisition umfasst das Sammeln von Stich- und Schlüssel-
wörtern. Dies geschieht bei der:

a. Befragung
b. Beobachtung
c. Untersuchung

Zu a: Befragung
Die Befragung des Patienten beinhaltet zwei Instrumente. Zum einen eine
qualitative Befragung mithilfe des narrativen Interviews. Hier sollen der Patient
oder die Erziehungsberechtigten in einer freien Anamnese das Problem schildern.
Der CRP stellt lediglich Verständnisfragen. Danach erfolgt eine quantitative
Datenerhebung. Zum einen füllt der CRP den COPM-Bogen für Kinder mit
dem Patienten und/oder Erziehungsberechtigten aus. Anschließend verteilt der
CRP noch einen Fragebogen speziell auf das Krankheitsbild nach den ICD-10
Kriterien abgestimmt. Diesen sollen zum einen die Eltern in Ruhe zu Hause aus-
füllen und zum anderen evtl. in der Institution (Bezugsperson) übergeben werden,
wo das Problem zum ersten Mal auffällig wurde.

Zu b: Beobachtung
In der Beobachtung sollte man sich primär auf die mangelhaften Fähigkeiten
(Barrieren) und Stärken konzentrieren. Hier werden dem Kind Materialen/
Situationen angeboten, mit welchen es Schwierigkeiten hat diese zu bewältigen,
vor allem immer im Bezug zum Alltag. Anderseits können hier aber auch
Ressourcen und Strategien entdeckt werden, wie das Kind seine Schwierigkeiten
kompensiert und welche Tätigkeit es gut beherrscht.

Zu C: Untersuchung

Bei der Untersuchung geht es meistens darum andere Fachbereiche mit heranzu-ziehen. So könnte ein Problem, evtl. eine andere Ursache haben, z. B. bei einer grafomotorischen Störung könnte die Ursache beim physiologischen Sehapparat liegen. Daran sollte immer gedacht werden. Deshalb hat das multiaxiale Klassi-fikationsschema hier, dass 6 Achsen-Model entwickelt und diese 6 Achsen sollte man immer im Hinterkopf behalten, wenn einem etwas auffällt. Der Berufsan-fänger wird mit Sicherheit mehr Schwierigkeiten haben, andere Defizite zu erkennen, aufgrund dessen sollte er auf das 6-Achsen-Model zurückgreifen und andere Fachleute alle 6 Schritte oder einen Teil davon überprüfen lassen.

Ein Teil der Untersuchung kann aber auch vom CRP übernommen werden. Das steht und fällt mit seiner vorhanden/nichtvorhanden Kompetenz in seinem Fachbereich. Oftmals überschneiden sich Untersuchungsmethoden in den einzel-nen Fachbereichen. Wichtig ist hierbei, dass nicht doppelt untersucht wird und dem Kind die beste Untersuchung mit der höchsten Expertise zur Verfügung gestellt wird.

In diesem Schritt geht es um die Bestätigung oder Zurückweisung der im Pre-Assessment-Image gestellten Arbeitshypothese. Dies geschieht meist im direkten Kontakt mit dem Patienten.

11.5.3 Hypothesis Generation

Nach der Cue Acquisition werden die Stich- und Schlüsselwörter, die aus der Befragung, Beobachtung und Untersuchung produziert wurden organisiert. Diese Daten können eine oder mehrere Hypothesen ergeben, was die Ursache der Problematik des Patienten sein könnte.

11.5.4 Cue Interpretation

In diesem Schritt werden weitere Stich- und Schlüsselwörter gesucht um die gestellten Hypothesen zu festigen oder zu widerlegen. Hierzu verwendet der CRP sein vorhandenes wissenschaftliches und empirisches Wissen. In diesem Schritt werden standardisierte Test- und Messverfahren eingesetzt.

11.5.5 Hypothesis Evaluation

Im vorletzten Schritt werden alle Hypothesen analysiert, verglichen und ausgewertet. Die Hypothese die durch die gesammelten Daten als gesichert gilt, wird ausgewählt und führt zum nächsten Schritt.

11.5.6 Festlegen einer therapeutischen Diagnose

Im letzten Schritt wird die therapeutische Diagnose festgelegt. Das Scientific Reasoning oder hypothetisch-deduktive Reasoning erfasst aber nur die biomedizinischen Daten des Patienten. Deshalb ist es wichtig alle Clinical Reasoning Formen in der therapeutischen Diagnosestellung mit einzubeziehen. Sie beinhaltet die Formulierung eines Problems, nicht nur biochemisch-medizinische Aspekte, sondern dass auch funktionelle, psychosoziale, ethische, kulturelle, ökonomische etc. Aspekte berücksichtigt werden. An diesem Punkt kann die ICF-CY eingesetzt werden. Auf dieser Grundlage kann entschieden werden, welche Therapieform als Indikation eingesetzt werden kann.

Die Festlegung einer therapeutischen Diagnose bedeutet aber nicht, dass nun der Prozess des Clinical Reasonings abgeschlossen ist. Der CRP sofern er therapiert, nimmt während der Durchführung der Therapie weitere Daten auf, die er interpretiert und in Beziehung zur therapeutischen Diagnose setzt.

Was Sie aus diesem *essential* mitnehmen können

- Ethisches Verhalten gegenüber Kinder- und Jugendlichen beim Erstellen einer therapeutischen Diagnose
- Abgrenzung zwischen Diagnose und Befund
- Modelle und Klassifikationsschemata zum Erstellen einer therapeutischen Diagnose bei Kinder- und Jugendlichen

© Der/die Herausgeber bzw. der/die Autor(en), exklusiv lizenziert durch Springer Fachmedien Wiesbaden GmbH, ein Teil von Springer Nature 2020
A. Leschnik, *Therapeutische Diagnosen in Pädiatrie, Kinder- und Jugendpsychiatrie,* essentials, https://doi.org/10.1007/978-3-658-31122-3

Literatur

American Psychiatric Association (2018). Diagnostisches und Statistisches Manual Psychischer Störungen DSM-5. Göttingen: Hogrefe.

Babtiste, S., Carswell, A., Law, M., McColl, M.A., Polatajko, H., Pollock, N. (2020). COPM Canadan Occupational Performance Measure. Idstein: Schulz Kirchner.

Badura, B., Siegrist, J. (2020). Evaluation im Gesundheitswesen. München: Juventa.

Beanamy, B.C. (1996). Developing Critical Reasoning Skills: Strategies for the Occupational Therapists. San Antonio: Therapy Skill Builders.

Beauchamp, T.L., Childress, J.F. (2012). Principles of Biomedical Ethics. London: Offord.

Benesch, M., Raab-Steiner E. (2012). Der Fragebogen. Wien: Facultas.

Bierbaumer, N., Schmidt, R.F. (2003). Biologische Psychologie. Heidelberg: Springer.

Bucher, P.O., Rentsch, H.P. (2006). ICF in der Rehabilitation. Idstein: Schulz Kirchner.

Bundesamt für Justiz (2016). Gesetz über die berufsmäßige Ausübung der Heilkunde ohne Bestallung (Heilpraktikergesetz). https://www.gesetze-im-internet.de/heilprg/BJNR002510939.html. Zugegriffen: 22. Mai. 2020.

Bundesärztekammer (2013). Deklaration von Helsinki. https://www.bundesaerztekammer.de/fileadmin/user_upload/downloads/pdf-Ordner/International/Deklaration_von_Helsinki_2013_20190905.pdf. Zugegriffen: 22. Mai. 2020.

Bundesärztekammer (2017). Deklaration von Genf. https://www.bundesaerztekammer.de/fileadmin/user_upload/downloads/pdf-Ordner/International/Deklaration_von_Genf_DE_2017.pdf. Zugegriffen: 22.05.2020.

Bundesgesetzblatt (2009). Gesetz zur Einführung einer Modellklausel in die Berufsgesetze der Hebammen, Logopäden, Physiotherapeuten und Ergotherapeuten. https://www.bgbl.de/xaver/bgbl/start.xav?start=%2F%2F*%5B%40attr_id%3D%271_2009_64_inhaltsverz%27%5D#__bgbl__%2F%2F*%5B%40attr_id%3D%27bgbl109s3158.pdf%27%5D__1590135081293. Zugegriffen: 22.05.2020.

Deutsch, G., Springer, S.P. (1989). Links- Rechts- Gehirn. Heidelberg: Spektrum.

Deutsche Gesellschaft für Pflegewissenschaft (2020). Forschungsrichtlinien des Reichsinnenministeriums (1931). https://dg-pflegewissenschaft.de/wpcontent/uploads/2017/05/Forschungsricht-linienReichsinnenministeriums.pdf. Zugegriffen: 22. Mai. 2020.

DIMDI (2010). Basiswissen Kodieren. https://www.dimdi.de/static/.downloads/deutsch/basiswissen-kodieren-2010.pdf. Zugegriffen: 22. Mai. 2020.

© Der/die Herausgeber bzw. der/die Autor(en), exklusiv lizenziert durch Springer Fachmedien Wiesbaden GmbH, ein Teil von Springer Nature 2020
A. Leschnik, *Therapeutische Diagnosen in Pädiatrie, Kinder- und Jugendpsychiatrie*, essentials, https://doi.org/10.1007/978-3-658-31122-3

Esser, E., Hill, P.B., Schnell, R. (2013). Methoden der empirischen Sozialforschung. München: Oldenbourg.

Esser, G., Petermann, F. (2010). Entwicklungsdiagnostik. Göttingen: Hogrefe.

Esser, G., Wynschkorn, A., Ballaschk, K. (2008). Basisdiagnostik umschriebener Entwicklungsstörungen im Grundschulalter (BUEGA). Göttingen: Hogrefe.

Etrich, K.U. (2000). Entwicklungsdiagnostik im Vorschulalter: Grundlagen- Verfahren- Neuentwicklungen- Screenings. Göttingen: Hogrefe.

Eveslage, K. (2006). Pflegediagnosen: Praktisch und effizient. Heidelberg: Springer.

Feiler, M. (2019). Professionelle und klinisches Reasoning in der Ergotherapie. Stuttgart: Thieme.

Franke, A. (2008). Modelle von Gesundheit und Krankheit. München: Huber.

Frotscher, M., Kahle, W. (2018). Taschenatlas Anatomie Band 3: Nervensystem und Sinnesorgane. Stuttgart: Thieme.

Fuiko, R. (2003). Entwicklungspsychologische Beurteilung von Kleinkindern. Wien: Dissertation.

George, S. (2012) Praxishandbuch COPM. Idstein: Schulz- Kirchner.

Greenhalgh, T. (2016). Einführung in die Evidence-based Medicine. Göttingen: Huber.

Handgraf, M., Klemme, B., Nauerth, A. (1996). Entwicklung eines Prüfinstruments zum „Clinical Reasoning" in der Physiotherapie. Göttingen: Hogrefe.

Hedenigg, S., Henze, G. (2013). Ethik im Gesundheitssystem. Stuttgart: Kohlhammer.

Heubrock, D., Petermann, F. (2000). Lehrbuch der Klinischen Psychologie. Göttingen: Hogrefe.

Heubrock, D., Petermann, F. (2001). Aufmerksamkeitsdiagnostik. Göttingen: Hogrefe.

Higgs, J., Jones, M.A. (2008). Clinical Reasoning in the Helth Professions. Oxford: Butterworth Heinemann.

Hollenweger, J., Kraus de Carmargo, O. (2013). ICF-CY: Internationale Klassifikation der Funktionsfähigkeit, Behinderung und Gesundheit bei Kindern und Jugendlichen. Göttingen: Huber.

Jackson, Ch. (1999). Testen und getestet werden. Göttingen: Huber.

Jessell, T.M., Kandel, E.R., Schwartz, J.H. (1996). Neurowissenschaften. Berlin: Spektrum.

Kallus, K.W. (2010). Erstellen von Fragebogen. Wien: Falcultas.

Klemme, B., Siegmann, S. (2014). Clinical Reasoning. Leibzig: Thieme.

Klemperer, D. (2020). Sozialmedizin – Public Health. Bern: Huber.

Köhler, H. (2019). Bürgerliches Gesetzbuch BGB. München: dtv.

Leistner, H.H. (2019). Kommunikation im Gesundheitswesen. Berlin: Springer.

Lienert, G., Raatz, U. (1998). Testaufbau und Testanalyse. Weinheim: Beltz.

Mangold, S. (2013). Evidenzbasiertes Arbeiten in der Physio- und Ergotherapie. Berlin: Springer.

Margraf-Stikrud, J. (2003). Entwicklungsdiagnostik. Bern: Huber.

Masing, W. (1999). Handbuch Qualitätsmanagement. München: Hanser.

Meyer, A.H. (2004). Kodieren mit der ICF: Klassifizieren oder Abklassifizieren. Heidelberg: Winter.

Netter, F.H. (1987). Nervensystem I und II. Stuttgart: Thieme.

Paulig, M., Prosiegel, M. (2002). Klinische Hirnanatomie. München: Pflaum.

Petermann, F. (1998). Methodische Grundlagen der Entwicklungspsychologie. Weinheim: Psychologie Union.

Petermann, F., Rudinger, G. (2002). Quantitative und qualitative Methoden in der Entwicklung Psychologie. Weinheim: Psychologie Union.

Petermann, F., Macha, T. (2005). Psychologische Tests für Kinderärzte. Göttingen: Hogrefe.

Petermann, F., Macha, T. (2008). Entwicklungsdiagnostik. Göttingen: Hogrefe.

Physio-Deutschland (2020). Zahlen, Daten, Fakten zur Physiotherapie. https://www.
physiodeutscland.de/fileadmin/data/bund/Dateien_oeffentlich/Beruf_und_Bildung/
Zahlen__Daten__Fakt-en/Zahlen-Daten-Fakten.pdf. Zugegriffen: 22.05.2020.

Poustka, F., Remschmidt, H., Schmidt, M. (2017). Multiaxiales Klassifikationsschema für
psychische Störungen des Kindes- und Jugendalters nach ICD-10. Göttingen: Hogrefe.

Przyborski, A., Wohlrab-Sahr, M. (2014). Qualitative Sozialforschung. München: Oldenbourg.

Pschyrembel, W. (2017). Klinisches Wörterbuch. Berlin: de Gruyer.

Schreibmotorik Institut (2019). STEP-Studie 2019. https://www.schreibmotorik-institut.
com/images/STEP_Studie_2019.pdf. Zugegriffen: 22.05.2020.

Schuntermann, M.F. (2018). Einführung in die ICF. Landsberg: Ecomed.

Stich, H. (2009). Teilleistungsstörungen bei Einschulkindern. Kinder- und Jugendmedizin
2009.

Vester, F. (1998). Denken, Lernen, Vergessen. München (dtv) 1998.

Von Gontard, A. (2019). DC:0-5: Diagnostische Klassifikation seelischer Gesundheit und
Entwicklungsstörungen der frühen Kindheit. Stuttgart: Kohlhammer.

Weeber, S.J. (2017). Der physiotherapeutische Direktzugang in Deutschland. Berlin: Springer.

Wegscheider-Cruse, S. (2012). Understanding Codependency, Updated and Expanded: The
Science Behind It and How to Break the Cycle. New York: Health Communication.

Weinberger, S. (2013). Klientenzentrierte Gesprächsführung. München: Beltz-Juventa.

Zentrale Ethikkommission (2019). Stellungnahmen der ZEKO. https://www.zentrale-ethik-
kommission.de/stellungnahmen/. Zugegriffen: 22.05.2020.

Printed in the United States
By Bookmasters